U0278041

你是好妈妈，
更是你自己

——放下对完美妈妈的执着，找回你的生命弹性

洪仲清 著

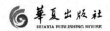

华夏出版社
HUAXIA PUBLISHING HOUSE

为什么妈妈特别容易迷失自我？

　　跟朋友谈到"人"与"角色"要分开看待的议题，尤其是"妈妈"这个角色，"妈妈"角色中最传统的形象，就是家庭照顾者，不管对象是孩子、公婆，还是病重的丈夫。

　　有朋友提到，成为家庭照顾者，是因为"爱"，至少刚开始是这样。"爱"本来是一种"情感"，一种"心甘情愿"，可是到最后，常被当成一种"责任"。爱一旦成为责任，在现实生活中，就会接近"有功无赏，打破要赔"的状态。

　　在社会上常有各种对母亲形象的歌功颂德，学校也教育我们要尊重母亲。但回头去看那些几乎被遗忘的日常，其实会有不小的落差，因为人性是，如果平常就能轻易享受到某些服务，慢慢会变成习惯，但因为某些原因"服务中止"了，怒气就来了！

而且有个很微妙的地方是，我们一般在社会上接受的服务，大致上不管是商家还是消费者，对于商家服务的时间与商品，大概会有个基本概念，大约知道在哪个点之后，就可能是消费者要求太多了。

可是家庭照顾者提供的"服务"，常常没有具体的工作时间与可量化的商品可以定义。家庭照顾者不是只要让孩子顺利长大或老人家痊愈了，工作就告终了。家庭照顾者常常是永远的责任制，即使孩子长大回家，有事时常常还是第一个找老妈；外宿或成年的子女打电话回家，如果是爸爸接起来，超过半数家庭的爸爸很快会说："等一下，我叫你妈来听电话！"然后等妈妈讲完电话，爸爸会再问妈妈："孩子打回来是有什么事？"

也就是说，家庭照顾者的责任几乎无期限，而且售后服务也要周全。还有，老人家的身体状况，本就是日渐衰败，即便病愈，也要注重平时的保养，所以还要带老人家出去活动活动。以"妈妈"为主力的家庭照顾者，心头常常压着重担放不下来。

此外，家庭照顾者的"服务"，不是只有照顾好生理层面而已，连心理层面都被认为是照顾的范围。例如照顾孩子，会希望孩子快乐；照顾老人家，自然期待能讨老人家欢心。

　　家庭照顾者表面上是付出了自己的时间与精力，事实上，看不见的成本很高，包括经济上的依赖，因此没有安全感；担心自己常年在家，没有工作能力，没有自信心；工作琐碎、重复、被轻视，容易烦躁，又没有成就感；如果没有善尽照顾之责，还会有罪恶感，更可能承受亲戚、街坊的指责与议论……

　　虽然不见得在台面上明摆着提出来讨论，但是在华人文化中常有个刻板印象是"女性很细心，也比较有爱心，很适合担任家庭照顾者的角色"。所以，在家庭分工的时候，女性的选择就被限制了，然后整个文化塑造，女性得要借着照顾他人的行为，来获得肯定与自我价值感。

　　偏偏我曾遇到有些女性，讲得直白一点，就是不适合当妈妈，但又当了妈妈。这其中有很多原因，社会压力是很难被忽略的一个。刻板印象不能套在每个人身上，换个角度来说，也有男性很适合当家庭照顾者，可是就传统的家庭分工来说，男性如果没工作待在家里，会承受一些异样的眼光。

　　很多时候，女性"自愿"成为家庭照顾者，里面包含了许多先天设定。有些女性是在婚后才有机会清楚认识到，自己真的不适合这样的角色，可是摆脱不掉，或者说，要付出相当大的代价才能少扮演如此的角色。

　　回到"妈妈"这个角色来说，她得要先减少自己大部分的闲暇时间，也要放弃某些经济上的报酬所得，才能执行家庭照顾者的日常工作。所以就职业女性来说，通常家里有事则不得不请假，甚至辞职，这也限制了女性的职业生涯发展与薪水提高。

（当然，也有妈妈完全不是这样扮演角色，某些妈妈在时间安排、经济运作上都以自我为中心，不过这相对是少数。）

不管我们涉入什么关系，都不能忘掉自己跟自己的关系，这是我们身为一个"人"的基础。关系需要投入资源经营，包括我们跟自己的关系，这个部分如果失落了，轻微的状况，是角色扮演越来越没动力，严重的话，身心健康都会出问题。

如果妈妈倒下了，大家都会受到影响。妈妈几乎是影响家庭气氛最大的人。

对妈妈来说，不能等到他人主动来重视这个困境，说不定根本等不到。我们要先照顾好自己，这常要有许多沟通与争取。据我所知，当多重照顾者在家庭工作的时间越久，最后常出现的情况就是精力耗竭与无力，而这通常发生在女性身上。

有些妈妈要离开婚姻，才能喘口气。说实在话，大部分人都不愿意接受这种结果，不过总比累死又被人嫌弃，最后连自立的能力都没了要好得多！

这本书谈的"妈妈"这个角色，在传统意义中被歌颂得很伟大，但扮演妈妈的女性，在传统社会又常常被剥夺了人生的主导权，这是很明显的矛盾。回到根源来看，传统妈妈养育小女孩长大的时候，所传递的价值观常有摆脱不去的父权意味。

　　因此，现代女性在长大的过程中，对于传统妈妈的失望与愤怒，以及心疼与不舍，成为一种难解的情结。也许，我们可以以"妈妈"这个角色为切入点，试着让妈妈自由，一层一层地，释放妈妈身后的"女人"，以及内心的"女孩"，还有多年的压抑与桎梏。再以亲子关系为起点，探索人我关系，走向自我和解之路。

　　这本书里面的改编故事中，有不同的妈妈，她们各自活成了不同的模样。有些可以学习，有些值得警惕，没有标准答案，但也许能让我们有些启发，找到我们想要活成的样子。

目录

第一章　关于妈妈

　　妈妈们都有个通病，只要你说了哪样菜好吃，她们就频繁地煮那道菜，直到你厌烦地埋怨了为止。其实她这辈子，就是在拼命把你觉得好的，给你，都给你，爱得不知所措了而已。

—— 张爱玲

第二章　关于女人

　　总之，所谓婚姻并不只是一对相爱男女的结合。他们相互间扮演着父亲、母亲或朋友的角色，必要时各自展现出孩子般天真幼稚的一面，如此等等都是婚姻的组成部分。如果没有这些，恐怕很难称得上是真正的婚姻。

—— 渡边淳一

第三章　关于女孩

关系就是一面镜子，透过这面镜子我会看到自己的真相，但是大部分的人并不喜欢自己的真相，于是便开始修正这面镜子所映照出来的状态。

努力成为什么东西，只会制造问题——不论自觉或不自觉。

—— 克里希那穆提

强烈的母爱不是对孩子恒久的占有，而是一场得体的退出。母爱的第一个任务是和孩子亲密，呵护孩子成长；第二个任务是和孩子分离，促进孩子独立。母子一场，是生命中最深厚的缘分，深情只在这渐行渐远中才趋于真实。若母亲把顺序搞反了，就是在做一件反自然的事，既让孩子童年贫瘠，又让孩子的成年生活窒息。

——尹建莉

你说你爱他，可是如果你不理解他的渴望、他的需要、他的困难，他就被爱的监狱囚禁住了。真爱容许你保留你的自由，也让你所爱的人保有他的自由。……然而，很多人却是如此，掠夺所爱的人的自由，直到他丧失自我。……目的是要满足自己，利用所爱的人来帮助实现这个目的。这不是爱，这是毁灭。

——一行禅师

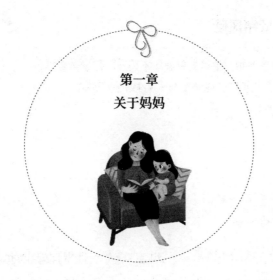

第一章
关于妈妈

妈妈们都有个通病，只要你说了哪样菜好吃，她们就频繁地煮那道菜，直到你厌烦地埋怨了为止。其实她这辈子，就是在拼命把你觉得好的，给你，都给你，爱得不知所措了而已。

—— 张爱玲

妈妈的情绪风险

　　处理家务事，重要的是要能不烦躁。把家务事推给妈妈处理，几乎等于把烦躁也一并推给了妈妈。

　　妈妈在情绪上会有一些风险，比如女性得抑郁症的概率高于男性，还有生理变化，包括怀孕生产、月经、更年期等，也会让女性的情绪有大幅的起伏。

　　女性在先天生理结构上，一般来说，情绪敏感度比较高，也比较愿意自我表达。所以女性在情绪表现上，包括频率、强度、持续时间、波动可能就比较剧烈，以至于有时会让自己或家人处在不舒服的状态，这是很自然的现象。

　　倒不是要将妈妈所有的情绪与因情绪而起的行为合理化，而是说理解比指责更重要，虽然某些话语或议题本身，仅仅是原原本本地表达出来都像一种指责。但通过理解，走向觉察疗愈，这是我比较在意的事。

再说，妈妈小时候是一个女孩，女孩在成长过程中，时常被要求贴心。所谓的贴心，就是要觉察他人情感，然后尽量使他人愉悦——即使这可能代表要压抑自己的情绪。

不少父母想要女儿，其实是想要有被爱、被体贴的感觉，少数父母比孩子更为频繁地讨爱。所以孩子可能为了生存，在生命早期就被迫扮演爱的提供者，而非接受者。

进入家庭之后，要打理一个家，不太可能忽略情绪这个重要的元素。家庭气氛如何经营，还有妈妈带着什么样的情绪，跟家庭成员互动，结果会比较不同。

情绪也跟动机有关，妈妈要叫得动家庭成员，进行合适的家庭分工，就不能忽视情绪与动机。因此所谓"相夫教子"，这个工作很大一部分是跟家庭成员的情绪互动。

那么，妈妈跟家庭成员之间的情感连接，又或者说牵扯，就会比较深，这是我们大致能体会到的事。然而，其中是有风险的，我们很容易忽略这一点。

假设做妈妈是一项工作，那这个风险可以想象成职业伤害。譬如情绪是双向的，不是只有妈妈影响大家，每一个人都可能影响妈妈，都可能造成妈妈的情绪拉扯。

很多爸爸遇到孩子来跟自己讲家里的事或者提出请求，反应往往是说"去找妈妈！"**处理家务事，重要的是要能不烦**

躁。把家务事推给妈妈处理，几乎等于把烦躁也一并推给了妈妈。

妈妈又要担任爸爸与孩子之间的沟通协调者，常常变成夹心饼干，两面不是人。一边是婚姻关系，另一边是亲子关系，有点复杂，这是某些妈妈特别头痛的地方。再多说一些，爸爸跟孩子有情绪纠结，而妈妈当中间人，很可能要承受两边的压力！

孩子在青春期时，经历激素变化，加上环境压力加剧，所以可能产生情绪风暴。主要负责教育孩子的妈妈受到的影响首当其冲，与此同时，妈妈的身体老化开始加速，除了眼睛老花、体力变差，更年期也悄悄地报到。青春期撞上更年期，结果很可能是一加一大于二，我碰过有的妈妈在这一期间，抑郁症又复发。

然后，是空巢期。妈妈的主要生活重心，十几二十年下来，如果一直放在孩子身上，没有好好经营属于自己的生活，那么，空巢期会异常难忍，因为自我价值一下子好像真空了，情感寄托或依附的对象被突然抽离了。

这时候，会有一波离婚的浪潮。因为以前跟先生的婚姻，还有孩子是共同话题，有个话题，或者有孩子当缓冲，彼此还能容忍相处。等到共同话题没了，夫妻相视无言，才会慢慢发现婚姻关系早已质变。

离婚，对大部分人来说，都不是好受的事。

如果全职妈妈在此时离婚，随着时间过去，往往会有经济上的困窘，这跟没有培养工作能力有关。所以，想离婚也要有能力，没有离婚的，也不一定好过到哪里去——不喜欢对方，在经济上又离不开对方，那是很丧气的事情！

我还是强调，男性、女性各自有各自的压力。我关注家庭，自然会多描述女性会面临的困境，并非否定男性的辛苦，或者忽视男性对家庭的付出。

我常觉得帮妈妈塑造伟大的形象，有点过头了，让我们没能看到人性中比较细腻的部分。也许可以借着这篇文章，印证我们的观察与体会，也许互相理解，也许彼此取暖，才知道自己并不孤单！

你以何种方式在听？是不是透过自己的企图、欲望、恐惧、焦虑和各种的投射在听？是不是只听自己想听的那些能够带来慰藉、满足和减少痛苦的东西？如果你是透过欲望的屏障在听，那么很显然你听到的只可能是自己的独白和自己的欲求。还有别的聆听方式吗？

——克里希那穆提

当妈妈之后的幸福再也不同

相处要讲实力，不能只靠爱情。

说白了，三个月睡不饱，爱情还会剩多少？

最近听到一个故事，以下稍做改编。

是这样的，有位太太很有自知之明，知道自己生产后需要喘息，所以做了小小的调查，包括亲戚、托育机构，看有没有临时托育的地方。她心里大概有个底之后，某次跟先生闲聊这件事，本来只是聊聊，没想到先生的反应很大。

"自己的小孩不要给别人带，一方面是安全问题，另一方面是不要麻烦别人……"

先生本身是个爱小孩的人，尤其是最近常见托育机构虐童的新闻，看了很是不舍。先生觉得，自己回家也会帮忙照顾，不需要靠别人。

她觉得先生讲得有道理，也看过那些新闻片段，非常骇人，就认同了这个说法。然后她也考量到，先生的反应这么大，为了婚姻关系稳固，就默然不说话了。她只是心里暗暗地想，啊，没试试看怎么知道，说不定这样试试，自己也能带得很优雅。

孩子生出来了，起初先生是真的有帮忙。那时候她还能开玩笑，说孩子哭闹，半夜都是用脚泡牛奶——意思就是，看是先生把她踢下床，还是她把先生踢下床，谁下床谁就去泡。

"奶的事，就是大事！"

刚开始她挤奶不顺，紧张到不行，所以才决定母奶跟配方奶混着喂。有时候就想要试试看，半夜起来，抱着孩子试半天。渐渐地，变成晚上都是她起来处理孩子，因为确实她来处理比较方便。

第一个月、第二个月，先生还受得了，挂着黑眼圈上班，回来还很认真带小孩，到了第三个月后半段，回来倒头就睡，叫醒又会有起床气。算了，就这样，他就只是"玩"小孩，偶尔她叫的时候，还会来帮一下。

第四个月，孩子长小牙，开始咬乳头，很痛，而且有伤口。她想说都用配方奶好了，结果先生又有意见，说"大家"都说，母乳对孩子的健康比较好。

这下子，她也不是傻子了，那些"大家"是谁她都知道，只是不说破而已。她很气那种帮不上什么忙、又造成别人困扰的人。一张嘴在后面出意见，结果累的人都是她，连她先生都很滑头，如果要他照顾孩子半天，他便一直推托说怕照顾不好。

因此，她把之前调查的资料再拿出来，亲戚朋友再问一次。安排妥当之后，她就按照自己的计划进行，半年后去上班。

要讲道理，是要有本钱的！

老娘也能赚钱之后，就可以少看一点脸色。当然会吵啊，吵得很凶，她就一句话："啊……不然你来带！"

说实话，她很挣扎，比谁都担心孩子。而且，她的罪恶感其实很重，她怎么会不知道孩子自己带比较好，她怎么会不知道，母乳对孩子比较健康。

可是比起照顾孩子，她更想要维系这个家，有家在，孩子才有个安稳的归属地。**要维系这个家，她不能步步退让，退让成习惯，会被当成理所当然。**最后，就是讲的人继续讲，做的人都是她，到时活成个怨妇，这是她绝对不想进入的状况。

如果她照顾不好自己，也没有谁可以来照顾她。连先生都不能指望了，还能指望谁？她先生不是坏人，但她先生不是主要照顾孩子的人，嘴上说说是很轻松！

相处要讲实力，不能只靠爱情。说白了，三个月睡不饱，爱情还会剩多少？

那是发生在她上班后的某一天，刚好那天不用上班，孩子也没带回来过夜。她是睡到自然醒，然后才发现，这是她生孩子以来，可能是第一次睡到自然醒，好幸福啊！

她想到当妈妈之后，她的世界真的变了，变得很小很小。她的世界只有先生、孩子，还有这个家。以前感觉幸福，常是靠物质生活堆砌，现在只要睡饱、吃得好、小孩微笑、跟先生有话聊，这样就好。

只是，她心里的罪恶感依然很重，虽然表面上装得坚强。还好她找得到人聊，还好她得到了不少鼓励，知道她不扮演传统认定的"好妈妈"，其实也可以。

当然，每个人的资源不同，条件限制也各异。能当传统好妈妈也很好啊，但这个角色如果没能力做好，那就要借着妥善安排，先求有再求好。经营一个家，真的不是只要按照"大家"说的，乖乖听话就好。

当我真正开始爱自己，

我才认识到，

所有的痛苦和情感的折磨，

都只是提醒我：

活着，不要违背自己的本心，

今天我明白了，这叫作

"真实"。

——查理·卓别林

妈妈的两面为难

妈妈往往是家人间的润滑剂，常常磨到自己浑身是伤，只求家人和谐。

在"肉丸没加辣"的新闻事件[1]中，我们可以看到妈妈夹在父子当中的为难。想保护或支持某一方，这通常是子女方，结果被迁怒。更惨的是，还有可能同时被双方指责，里外不是人。

有时候男性朋友会提到，夹在婆媳之间的男人最辛苦，大家都忽略了。这是事实，但我们忽略的不只是这个，其实我碰到很多，是太太帮先生与他的原生家庭搭起桥梁，甚至是公婆打过来，先生都要太太去接电话。

因为这种事情如果不讲，大家还会留有刻板印象，不知

---

1 2019年台湾新北市，一名42岁男子不满儿子买的肉丸没有加辣，竟动手殴打儿子，将儿子打趴在地，妻子也被勒住脖子拖行数米。

道妈妈在各种角色之间折中的困难。有时候该讲的话，做儿子的人不敢讲，所以太太只好为了丈夫，或者为了自己，去当坏人，出面表达澄清。本来的亲子问题，变质成婆媳问题。

很多时候，先生跟原生家庭的关系不好，太太莫名其妙被找去传话。一方面也是因为，家庭里的事，常常要问妈妈，爸爸一问三不知，所以跟公婆互动的压力，又神不知鬼不觉地转嫁到妈妈身上。

像是手足冲突，妈妈不管站在哪边，或者怎么处理，都会有一方不满意，被认为偏心。明明吵架的人不是妈妈，但只要妈妈一介入，立刻"公亲变事主！"。[1]

所以妈妈容易累啊，而且有时候是为了什么累，还不太确定。细细地看，通常都是一些小地方，**妈妈往往是家人间的润滑剂，常常磨到自己浑身是伤，只求家人和谐。**

在家庭里面摆平事情，没有技巧实在不行！

在讨论摆平事情需要什么技巧之前，还有一个问题，可以先问问自己。妈妈可不可以放下，放下那个非得出来摆平事情的角色或责任？很有可能不出来摆平，别人就开始怪妈妈，那再进一步思考，左耳进、右耳出，行不行？

这其实要看是什么事情，要考量严重性。以"肉丸没加辣"事件来说，妈妈如果不出面，任爸爸打骂孩子，会发生什

1　闽南语，意为事件的和事佬最后变成事情的责任人。

么事，真的不知道。到最后出事了，妈妈还是得出来面对，跑都跑不掉！

很多朋友会讲得很潇洒，"不管它就好"，基本上我不反对这种说法。当妈妈的，什么都要管，常常什么都管不好。

可是，妈妈是局中人，没有找人讨论，或没有找对人讨论，很多事就看不清楚，很多界线就不知道怎么拿捏。所以很感谢脸书[1]的朋友常来"洪仲清临床心理师"的版面留言，因为看到一件事同时有多种做法，是非常难得的机会，可以帮助迷雾中的当事人，找到方向。讲直白一点，我觉得留言比内文重要，我回复留言的时间说不定超过写文章的时间。

要摆平事情，当仲裁者，不如当沟通协调者。我们的工作，是要多倾听，让不同的当事人多说一点，我们帮忙整理。然后，期望借着我们的帮助，鼓励当事人彼此面对，可以靠双方沟通达成共识。

也就是说，我们先把球接过来，然后适时还回去。因为关系这一门功课，当事人也要学习，没学到就会困扰自己！

所以，当妈妈的人，是不是要学一些心理学比较好，要不然这种工作，怎么会有足够的能力执行？

习得这种能力是很难的。听说拜托特定人摆平事情，是要花钱的。但是妈妈摆平事情，摆平得好是应该的，摆平得不好

1　Facebook，社交软件。

妈妈还可能被骂。情绪成本投入了，但很少能得到什么肯定，大多是消耗。

有一位朋友说，**责任感多的人，也容易有罪恶感。妈妈常常会觉得，家里看得到的事，就是自己的事，然后，管不到、管不好，就有莫名的罪恶感。**所以妈妈容易烦，家人容易对妈妈烦，是有这种隐形的期待——期待妈妈能处理家里所有的事，包括安抚家人的情绪！

做自己难，但是连自己都管不好，还想管别人，很容易出现我们文化中常出现的画面——一个念念叨叨的妈妈，自己的情绪快要爆炸，又带着这股情绪管先生、孩子，被当成黄脸婆、老妈子，自己停不下来，别人不想靠近！

做自己，先从照顾自己的情绪开始，学了心理学的知识，第一个用在自己身上。多看看讲述与我们相似处境的文章，能帮助我们理解自己，然后从小地方试着节制自己的精神、体力。最累的就是活在他人的嘴里，别人讲不完，我们就做不停。**装傻是一种实力，脸皮厚是一种武器，这两样学不会，当妈妈就容易失去自己。**

姐妹们，这条路漫长，别怕，我挺你（握拳放胸口）！

一忍就忍了一辈子

　　当妈妈，可以看成一种到远方的旅游，难以回头、常有未知凶险。

　　但也看得见绚烂花开，最后也可能停留在一段安稳静好的岁月。

　　妈妈在各种角色之间周旋，总想要求个周全，就常常想说："算了，忍一下就过去了！"

　　这一忍，就可能忍了一辈子，成了委曲求全！

　　刚开始不一定想要多牺牲，只是想说，眼睛一闭，事情一拖，说不定就过去了。然后，这一步退让，那一步吞忍，就这样割地赔款，最后所剩不多的"自我"渐渐失守。

　　那是温水煮青蛙的过程，等觉醒的时候，常常年纪大了，无力了，身心疾病缠身了。所以可能只剩埋怨的能力，张口一直说，说到连旁人的怜悯同情都慢慢淡去。这整个过程，不能觉察的人，也是一大堆。因为传统常常把"牺牲"当成伟大，这种美化，让身在其中的人感觉良好，自愿交出生命的主导权。

有的朋友说，有问题就要处理，有困难就要表达。说实话，我也赞成，举双手赞成。但是，谁教过我们要怎么处理？表达之后被拒绝，又该怎么办呢？我们的文化，是压抑情感表达的。有问题发生，通常是视而不见的。在这种大环境下成长的个人，能多懂得处理家庭问题，能多有勇气表达自己？

我自己习惯会跟做妈妈的朋友讨论，要试着表达，不管在我们的想象中对方会不会接受。因为那很有可能，是我们自己裹住自己的脚步，把某种恐惧与焦虑放大了。

但是，表达之后，问题一定能解决吗？当然不一定，无解的问题很多！

还有，解决问题是要付出代价的，当事人不一定愿意。很多时候，是某些传统价值，加上现实，让妈妈"认命"。

有一位妈妈，有两个孩子，家里只有一辆婴儿车。因此她左手抱一个，右手推车推一个，因为抱小孩腰板要用力，身体稍稍歪斜着走路。不知道读者在街上有没有看过这种景象。

然后，她去家附近的超市，把坐着孩子的婴儿车放在结账柜台旁的门口附近，自己手上抱着一个，再推着购物车，急匆匆拿了一些东西。结账的阿姨问："为什么不买那种可以坐两个孩子的婴儿车？那样很方便……"

妈妈眉头稍微皱一下，堆起微笑："再撑一下孩子就长大了，家里也没地方放……"

妈妈拿出购物袋，把东西装进去，又是歪着身子，抱着孩子，把购物袋挂在婴儿车上，一边慢慢地推着婴儿车，一边鼓励抱着的孩子下来自己走路……

想要撑一下，自己累一点，钱就省下来了。孩子想要妈妈抱，妈妈会说让他坚持一下，马上就到家了。知道带孩子出门买东西不方便，又想着累一点，东西先买了，先生回来以前，晚餐就可以早些准备。

一点又一点，事情没做几件，却已满身疲累。这种事让男生来做，真的，过个几天就好，看看哪一个会说不累？这只是一件寻常小事，从中就可以看到妈妈在各种权衡下，步步退让的过程。如果是过年过节，各种家庭聚会或重要活动，更免不了纠结与考验。

当妈妈，可以看成一种到远方的旅游，难以回头，常有未知凶险，但也看得见绚烂花开，最后也可能停留在一段安稳静好的岁月。又或者，旅途中不断交出自我，最后只剩悲哀，想要别人说自己成功，但心里又一直觉得自己失败。

真的"失败"，也就算了，这也是一种人生，体验过就好。失败，其实只是一种视角，换个角度来看，吃穿不愁，孩子们也都长大安好，这也可以是一种成功。

妈妈这个角色，非常有深度。里面有好多人性，这些人性的表现实在值得好好梳理。

这些文章里，有时候是同理，有时候是希望妈妈能清醒，有时候是期待社会正视妈妈的困境。不是说要家庭革命，而是因为妈妈若没有照顾好自己，直接影响整个家庭。

有时候停下来，修养身心，也是一种前进。一直忍，身心也可能出毛病。身心出毛病了，别人只会怪："又没有人叫你做那么多，欢喜做要甘愿受！"

浓缩成一句话就是："都是你的错！"

罢了，学着做自己吧！

只有在心灵真正地安静时，只有当心灵不再期盼、请求、要求、追寻、占有、嫉妒、恐惧和焦虑时，只有当心灵真正地沉静下来时，才有爱的可能。

——克里希那穆提

一切如常便是祝福

为了育儿，妈妈的时间安排，变得碎裂、充满意外。

这种生活只要试着过个几天，烦躁感就会油然而生……

把孩子的良好表现晒到网上，得到大家的羡慕与赞美，是不少妈妈常进行的活动。希望借着孩子得到关注，有一些互动的话题，这是无可厚非的。

但是更进一步，界线就越来越模糊了。像是暗暗期待孩子有好表现，或者练习才艺拍成视频，或者有可爱的行为就开始要孩子刻意重复，这样可以录像，让自己继续获得好评，甚至借此获得钱财，这就可能是在牺牲孩子，来满足妈妈自己了。

在某种状况下，妈妈面临着一个很强的诱惑，就是本来只有自己的时候，不太被注意，但自从有了一个很能带出场的孩子，变成了许多人的焦点，那么，这位妈妈，有没有可能持续复制这样的经验，即使这对孩子已经有了负面影响？

其实这并不奇怪，父母要孩子满足自己未竟的梦想，这常常发生，而且已经被讨论多次了。对久远未来的期待尚且如此，更何况当下只要勉强一下孩子，父母很快就能得到满足，有时候头脑还没想清楚，动作已经完成了！

从另一方面讲，当孩子没有好的表现时，妈妈的挫折感就可能越发强烈。平常妈妈的价值，已经跟孩子的表现绑在一起，孩子表现好的时候妈妈得到肯定，那表现不好的时候呢？

在这个过程中，孩子便承受了更多原本跟他无关的情绪。即便这显而易见，但如果要一个家长承认，实在太难。

以前只要承受街坊邻里对妈妈的评价，然而这个历程在现代社会越演化越激烈，在手机上、在计算机前。而且传统妈妈是被动地接受评价，现在是主动地用社交网站交出成果报告，供大众品评，想争取一些正面的成绩。

我的工作，容易让我看到大人、小孩的困境。所以我特别喜欢一个健康活泼的孩子的小捣蛋、小脾气。看到家长的小抓狂、小烦恼时，我竟然会感受到一种"欣慰"——这就是正常亲子互动的样子啊！

一切如常，便是祝福!

我认识的有的家长，很少把孩子的照片放在公众的地方，顶多只在亲人之间传递。除了安全考量之外，那是希望孩子普通平凡就好，自己也没特别想通过孩子得到多少关注。自己过自己的人生，孩子也有孩子的人生，从孩子最早还只是个小婴儿的时候就独立看待。

这没有否定谁的意思，只是价值观不同。

同一个行为的背后，也可能有复杂的原因，所以不用急着否定谁。有些妈妈是借着社交网站"记录"，有时候隔一年还会回顾，像是记日记的感觉。有些妈妈是要请教朋友，解决孩子的问题，没有照片或视频佐证不方便。

有女性喜欢"妈妈"的身份，更胜于喜欢"自己"，已经完全以孩子作为自我认同的重心。自我介绍时，她会说自己是"某某妈妈"，下意识把自己原本的样子抹去。

有些妈妈说，躲在妈妈这个面具里，特别是表现出牺牲的形象，更不会被责备。但若是只做自己，就不太有安全感!

接下来，一切的发展就能够很自然地想象了。孩子被欺负了，孩子还不一定搞得清楚状况，妈妈可能比孩子还痛苦。孩子的情绪，强烈地牵动妈妈，让妈妈交出了很多自己的情绪主导权，在原本的情绪起伏之外，再加上慌张失措——已经有些接近失控的感觉了。

所以，想借着孩子接受肯定，抚平狼狈的情绪，这不是再自然不过的事吗？

很多事，理解就好，如果责怪，常常不小心就会太过头。从整个脉络来看，妈妈把自我交出去，绝非全然自愿。接触"妈妈"这个角色，细看心境转折的纹理，很少会觉得烦躁无趣，因为变化多端，类似的心理历程也绝非只局限在女性中出现。

为了育儿，妈妈的时间安排，变得碎裂、充满意外。这种生活只要试着过个几天，烦躁感就会油然而生，那种完全要以另一个人为生活轴心的失控感，如果再加上睡眠节奏整个被打乱，精神意识就根本性地陷入昏昧。试问多少男性在这种状况还能保有清醒完整的自我？

我先停笔在这里了，我怕被人误以为我生过小孩。我目前还没生过，未来的事还不知道，生物科技目前快速发展中，很多事很难说。这些话题，以及众多的小细节，都只是我的整理。（或许是我上辈子的记忆？）

祝福各位读者，一切如常，这是我的衷心盼望！

为什么我没有母爱？

能爱一个人，
跟自己有没有好好地被爱有关。

这是一个禁忌性的题目，相当违反刻板印象。如果有人承认自己没有母爱，看到孩子只觉得烦，道德压力就会跟着来。

从动物研究来说，可以观察到没有母爱的猴子，甚至会攻击与杀害自己的小猴。以人类来说，如果研究受虐儿的案例，也就能明白，母爱不是理所当然的；或者说，纵然有母爱，也很淡很淡，相对于压倒性的负面情绪，根本看不出来。这样的母亲，我是真的碰到过的。她们带着对自身的满腹质疑，生活也没有多好过。

回到动物实验来说，当一只母猴从小被隔离，没有经历过猴子妈妈的温暖照顾，实验人员只提供基本的食物供给，那么，当这样的母猴生产后，便不一定懂得育幼，甚至可以很残忍地对自己的小猴。

所以，**能爱一个人，跟自己有没有好好地被爱有关。**

有些母亲本身有心理上的难题，这让她只能关注自己，或者她的自我都是破碎的。人类的大脑设计很精细，少了某些功能，或者哪个神经传导物质没有适当发挥作用，这都是想象得到的事情。

育儿是相当不容易的事情，牵涉体力、脑力、心力是否足够，还有环境的限制要考量。譬如，在没有支援系统的情况下，只带一个，或是同时带两个，或者有三个孩子满屋子跑，个人资源的耗损就会有大大的不同。

之前有朋友提到，现在的妈妈都很会给自己找帮手，没那么脆弱。有时候是人算不如天算，我不知道各位有没有遇过孩子找不到人带，只好带去上班的同事？又或者，各位朋友自己就曾是这样？

很多困境，没写出来，真的没人懂。写出来了，还不见得有人相信。

带孩子压力不小，如果没有人支援，甚至不被理解，常因为孩子被责备。孩子哭闹就遭人白眼，孩子感冒就说都是妈妈没照顾好，母爱会不会有被磨光的一天？

有些夫妻打定主意不生孩子，结果还是意外怀孕，孩子被迫生下来，这能怪妈妈没母爱吗？有些妈妈很有自知之明，不是真的不喜欢孩子，而是没办法承担这么大的责任。可是，有时候社会压力更强大，孩子生出来了，那些本来口口声声要提供帮助的人突然全都噤声，所有的压力还不是要妈妈一肩扛？

做妈妈有时很倒霉，因为那些喜欢叫人家生小孩的人可以跑掉，妈妈跑不掉。真的狠心跑掉也可以，可是各种压力会追上来，包含实在跑不掉的内心负罪感！

不是所有女性在怀孕前，就对育儿这件事有充分的认知。有时候是爱情会给人无比的信心，觉得有爱就能克服所有的难题。结果，糟了……知道自己做不到的时候，已经来不及了。

所以我不太爱谈责怪，我不太爱说"没有准备好，就不要生小孩"。因为很多事是发生之后才知道，特别是社会上常常用过度美化的方式吹捧母爱的伟大力量，好像有母爱什么都不用怕。什么"为母则强"，多少妈妈听到这句话就觉得心酸，就觉得讨厌。不是说这不是事实，而是**一个母亲之所以越来越强，常常是另一半不参与育儿。**

对我来说，没有母爱的妈妈，本身会有一定的痛苦。我们还可以期待父爱啊，为什么要让父爱缺席？为什么跟孩子相关的事，就是妈妈一肩挑起？

没有父爱，还有奶奶爱、爷爷爱、外婆爱、外公爱啊……

我常常会看到一个老爷爷，接幼儿园的小孙女放学，那种景象非常美好。我很喜欢小女孩的天真、爷爷的慈祥。如果是这样的状况，这个小女孩就算真的没有母爱，就一定过得很糟吗？现在我们社会上，有多少隔代教养的孩子？这就是现状啊！

母爱是很重要的，可是母爱的缺乏，是可以在某种程度上弥补的。甚至我碰到有的朋友，在心理上是把奶奶或外婆当成妈妈，对自己的妈妈反而没有多少好感。我没有要帮谁开脱的意思，我只是希望大家能就现状来说，找到一个让大家都过得好的折中方案。

就放过没有母爱，或者已经被折磨得给不出爱的妈妈吧。用实际的行动帮助妈妈，让大家共同面对未来，这比较实在。

如果你曾尝试过，你会发现仅仅去观察而不让心念介入观察过程有多么困难。而毫无疑问，爱的本质就是如此，不是吗？如果没有宁静的心绪，如果你总是不停地想着自己，你如何去爱？

——克里希那穆提

如果不是为了小孩，不想结婚

　　跟着孩子长大的过程，悲喜的幅度都振动得特别大，牵扯很深广。

　　孩子如镜，照出妈妈的童年，有心的妈妈会想要好好再长大一遍。

　　"如果能重来，会想要结婚吗？"

　　关于这个问题，除了少数妈妈，不希望有小孩，也不想结婚之外，大多数的妈妈，答案相当一致：如果不是为了小孩，不想结婚。

　　如果还有一个选项是，可以不用结婚就有小孩，那选这个选项的妈妈比例是压倒性多数。

　　换一种方式来说，后悔进入婚姻的妈妈不少，但后悔生了孩子的妈妈不多。当然，这完全是从女性视角出发，而且源自我个人狭隘的经验。

　　大部分的妈妈，不喜欢父权文化，不喜欢在婚姻中女性要牺牲自我的传统价值观。她们觉得我们文化中的男性不够体贴，对女性的限制也多，但男性就相对自由。

本来是因为爱情而进入婚姻，生了孩子之后，妈妈跟孩子之间的连接，就胜过跟家里"老爷"的关系，而且这个现象会持续很多年。这才会有在空巢期的时候，原本是情感寄托对象的孩子离家后，不少女性对于退休又不做家务事的"老爷"有了愤怒感，在这个时候主动提出离婚的要求。

有小孩在这个世界上，对妈妈有什么意义？

一个生命从自己身上诞生，那是一个相当奇妙的体验，不是每个人都能有这样的体验。当孩子出生之后，母性或者天生的激素设定，会让妈妈跟孩子有相当紧密的连接，连爸爸都不一定能介入。

看着孩子日渐长大，每天都是惊奇。带孩子真是不轻松，如果同时带双胞胎，更像是参加魔鬼训练营。可是，有妈妈说，看到孩子笑，疲劳都会融化。

不过，也不完全是这样，少数妈妈讲得直白，不知道是不是开玩笑，觉得孩子刚生出来时，那个样子不是很好看！

孩子会坐、会爬、会走，每一个里程碑都想要牢牢收藏在心里。听到孩子第一次叫"妈妈"的时候，那种满足快乐，可以说是这辈子从来没有过。

（当然，如果孩子一开始最先叫的是"爸爸"，然后才是

"妈妈"，那么妈妈的心情会有一些微妙的变化。)

孩子黏妈妈，比各种关系都亲近。孩子的讨好，那种对妈妈全然的需要，会让妈妈觉得自己很重要，也想给孩子这个世界上所有的美好。

（不过，一样也有妈妈受不了孩子太黏！）

然后，孩子懂得反抗，开始学会说"不要"，开始会说谎，可能开始喜欢老师、同学胜过妈妈。有些妈妈还是一心向着孩子，有些妈妈开始害怕，孩子越大，越是调适不过来，手越放不开。

跟着孩子长大的过程，悲喜的幅度都振动得特别大，牵扯很深广。孩子如镜子，照出妈妈的童年，有心的妈妈会想要好好再长大一遍。

修复与疗愈自己，是借着养育孩子顺便助益自己的良好机会。

如果没有孩子，很多体验都不会出现。所以会有很多人说，有孩子之后，感觉自己的生命完整了！

接下来，兼具慈悲与智慧的妈妈，会希望自己受过的苦，下一代不要再有。因此不少妈妈教导男孩，学习尊重女性，懂得跟女性谈心情。男孩对妈妈的关心会得到肯定，妈妈期待男孩能视女孩为平等的人生伴侣、合作对象。

"妈妈"的角色，很难有人能取代。因为妈妈的工作很难，重要性很高，影响一个人的人格，甚至会影响下一代将来的新家庭。我认识有些女性，立志要当个好妈妈，这是相当长期且慎重的承诺。

我对于和很多妈妈一起工作，感到荣幸。妈妈们在"实战演练"之下，边做边学，常能给我相当重要的反馈。

很多妈妈学会了感恩，知道以孩子为师，让自己觉醒。孩子长大，走向远方，我们祝福，我们将继续我们的人生，过去的一切都成为珍藏！

生孩子对婚姻与妈妈本身的挑战

很多妈妈无法潇洒地离开婚姻，确实跟孩子有关。

常常是有了孩子之后，硬着头皮、咬着牙，宁可委屈自己……

如果有女性朋友因为婚姻不稳固，想要生个孩子，看看关系能不能有转机，我通常会请她多考虑一下。

一般刻板印象以为，有了孩子才像个家，或者对方会看在已经有孩子的状况下，更有责任感，更照顾这个家。事实上，我们忘了考量一个因素——孩子的到来，对关系造成的压力，可能会大于对关系的助力。

孩子出生，经济负担瞬间变重，加上为了照料孩子，时间、精力都会大量消耗。生活质量完全受影响，孩子半夜哭闹、肠绞痛，出现各种疾病需要照顾，大家都睡不好。这不是妈妈一个人牺牲就可以解决的事，生活空间重叠，爸爸必然受到影响。

再来，大部分男性没有经历过，不知道自己的承受度如何。当孩子常常啼哭时，可能很快便把爸爸的耐心磨光，情绪也不会太好。

有些朋友提到，关系开始变质的转折，跟孩子的出生有关。譬如，有一位朋友说，本来交往时性情温和的先生，在孩子出生之后，突然变得很容易发脾气。然而，这种偏离常态的行为表现，慢慢成了日常，这是她万万没想到的地方！

不管妈妈后来有没有出去工作，至少在坐月子期间，妈妈是不工作的。所以妈妈担心影响到爸爸明天上班，会把安抚孩子的情绪，下意识当成自己的责任，对于吵到先生的睡眠，产生莫名的罪恶感。

其实不是只有先生的耐性会遭遇挑战，妈妈本人才是首当其冲的重灾区。严重一点的，当孩子哭闹停不下来时，心里会一直涌现想要带着孩子离开这个世界的想法，少数妈妈还真的执行了……

有的妈妈从怀胎、生产到坐月子，非常顺利，整个过程是非常喜悦地迎接新生命到来，如同电影情节般温馨。可是这是少数，或者背后的辛苦没被拿出来检视。

各种害喜、孕吐、水肿等生理变化，我们都很清楚，会引发一定程度的产后抑郁（可能在产前就开始）。就算没有产后抑郁，个性或许会变得敏感，被他人拒绝后容易没有安全感，常有不好的想象……

先不说孩子，光是产妇的身心变化，对夫妻关系是压力还是助力？

不是只有这样而已，有些妈妈因为把所有时间投入在照顾孩子上，完全忽略了爸爸；或者因为作息不正常而感到疲惫，情绪状态依旧没有复原到还没怀孕前的稳定，对于爸爸照顾孩子的粗心大意，动辄一顿责难。这些育儿家庭常见的现象，对于夫妻关系是压力，还是助力？

在这里并没有要责怪哪一边的意思，这是孩子出生之后，双方要共同面对的局面。当然其中有迎接新生命的兴奋，只是我们把另一面讨论得更清楚，看看那些磨人的日常，这些小细节其实对关系的影响很深远，因为这会打击到婚姻里的亲密感。

别以为故事到这就结束了，因为孩子的诞生，更复杂的家庭问题就会现形。譬如，婆媳问题可能在此时，悄悄地冒出头了。

我讲一个简短的小故事，那是一个天真的女孩，结婚两年后开始后悔，但又无法转身离去。如同上面所述，结了婚，接着在怀孕的过程中，发现先生的个性开始变得暴躁。

孩子出生之后，带有先天性疾病，婆家全怪在妈妈身上。

妈妈想出去工作，婆家大力阻止，因为孩子需要照顾，没有人能帮妈妈。可是，眼看着先生独自难以承担医药费，妈妈只好花婚前的个人存款。

先生个性上的变化，婆家的指责，让这位妈妈后悔莫及。同住一个屋檐下，没机会出去找人聊天透气，只好偷偷躲在棉被里哭泣。可是，孩子是一个生命，怎么也不能放弃，但存款就快花光了，还不能出去工作，完全不知道未来在哪里……

很多妈妈无法潇洒地离开婚姻，确实跟孩子有关。常常是有了孩子之后，她们硬着头皮、咬着牙，宁可委屈自己，一天拖过一天，求奇迹出现。结果，奇迹没出现，慢慢地连自己都嫌弃自己，每天还要面对无奈的婚姻关系。

不只是没勇气离开婚姻的问题，身边有没有支持的力量出现，这一点也很重要，经济就是一个现实的问题。所以很多事，根本不知道答案，因为未来的各种变化大到难以估量。

生了孩子之后自然就会当妈妈？

> 说白了，自己都不见得当得好，
> 做人都有困难，怎么就突然会当妈妈？

为了要年轻人生小孩，亲戚长辈常会有很多一厢情愿的说法，像是"孩子生了钱就会来了""生了孩子之后自然就会当妈妈"……没有过程，直接跳到结果，仿佛年轻人担心太多，只要眼一闭、往前冲，上天一定会保佑。

才怪！话都随便讲，也不一定要负责任，辛苦的常是别人。

我来举例，有一个朋友，正是因为自己妈妈的样子，才不想当妈妈。因为她认为自己与妈妈的个性很像，不太有耐心。小时候，只要妈妈一生气，就是往孩子脸上来两个连环巴掌，这个妈妈是不管生了几个孩子，依然不会当妈妈的人啊！

"不是所有妈妈，都会当妈妈……"

当我对着某位妈妈说这句真心话的时候，她很明显地变脸了，脸上一阵青一阵白，可是她本来就是常常要女儿照顾她的脾气与任性啊。有些朋友也诚实地自白，自己真的不适合当妈妈。当妈妈这么难，没有学习、没有榜样、没有支援，怎么可能突然就会了？

有些传统妈妈没办法适应父权社会下的婚姻与家庭，都自身难保了，自己的情绪也管不住，一直对孩子吐苦水，什么情绪都要孩子帮忙承担。有些妈妈把孩子当发泄情绪的出口。有些妈妈把孩子当作成就感的来源，学业、才艺比赛，哪样能逼就尽量逼，要博一个好妈妈的美名……

说白了，自己都不见得当得好，做人都有困难，怎么就突然会当妈妈？

有些父母，心智根本就没成熟。等到孩子有能力之后，父母就要孩子变成小妈妈、小爸爸，反过来照顾自己。如果孩子赚到钱（孩子还不一定成年，例如童星），特别是赚了大钱，父母的丑态就会露出来，花钱没节制，再要孩子出去赚，要不到钱，各种对孩子的控诉与丑化通通冒出来，这些例子在新闻上也不是没出现过。

所以，如果真的不会当妈妈，那就在心里偷偷承认就好，虽然很难堪，或许也感觉没有价值，但这会是个开始。接着开始认真学习，先学会面对自己的情绪，对自己坦承活得不是那么愉快，以致常要把孩子拖进来，以平衡自己的心情。

以前，有些妈妈动不动就说，自己是个失败的妈妈，作为自苦、勒索的手段。对我来说，能自我反省、有觉察，是很好的事，觉醒之后，接着要开始改，而不是反过来要孩子改、配合。

不是每个人，天生会照顾人，有些人连自己都照顾不好，更别说照顾孩子了。有些人超级没责任感，有些人的自我中心像是一种癌，有些人连自己的孩子都会性侵、虐待……

其实，在家庭里面，这些都不是新鲜事，我们身边可能就有类似的例子。只是以前很少讨论，道德压力太大、太强，父母的角色被过度神化，质疑父母便像是一种罪。我是真心觉得，即使当不好爸爸、妈妈，也别把自己忘掉。放过孩子，先把自己当好，健康顾好，自我价值建设好，这样会向孩子索讨少一点。

有家长提到，自己是被放养长大的，不过，好像也没变坏。有些父母的状况不好，反而硬要管孩子，常弄得更糟！

父母不会当父母，至少别给孩子负担，让孩子自由，别让孩子成为自己难过委屈的牺牲品，别让孩子成为大人角力的工具，别把孩子作为报复伴侣的武器。

　　停止伤害孩子，通常是要付出代价的。要抱着周处除三害的决心，大人先成长、自救，孩子才能得救。

有小孩才像个家，关于这一点你问过小孩了吗？

关系或许经得起大风雨，
但时常经不起日常的细碎磨难。

父母照顾孩子难免出现疲惫感，把气出在孩子身上，这是司空见惯的无奈。同时，我们在认知上，也会有一些相应的奇妙变化，这是类似一种潜意识的合理化。

例如我们觉得所做的一切，都是为了孩子，然后会生出被孩子欺负、糟蹋，好像生活的一切都是被孩子牵着鼻子走，一切的痛苦都是出自孩子的那种感觉！

简单来说，在身心超过负荷时，大部分人的反应，会把一切负面情绪投向压力源，进行怪罪或指责，试图让自己心里轻松一点。"都是孩子的错""都是因为孩子"，这些想法就会升起，开始让我们停止觉察，我们自己在其中的角色与责任。

有人是希望借着小孩挽救已经出现危机的婚姻关系，或是让角色有新的意义，比如升格成爸爸、妈妈，**把小孩当一种治疗方案。**

其实，有人生小孩，是迫于社会压力，有人是为了拉拢关系。至于是不是真心喜欢小孩，说不定不是那时最重要的考量。

譬如，我曾经听过一位女性朋友说道，"有小孩才像个家"。可是，她当时的婚姻关系正处在冰点，她又不是那么有耐心，特别容易发脾气。不意外地，孩子出生之后，整个家庭都吃足了苦头，孩子最是无辜。我常忍不住想，有些父母给了未出生或刚出生的孩子许多隐形的任务，这些你们都问过孩子了吗？

当然，意识到孩子的出世，让父母改变自己，在心理上为自己的选择负责，这是有可能的。不过，很可惜，不是所有父母都能顺利完成这种转变，有些父母只会注意到自己的努力与付出，渴望孩子给予回报。

也不是说，没有准备好的人就别当父母，因为事实并不是如此。大部分的人都是先当了父母，才开始学习。那么，这当中的差别是我们进入关系之后，不管是亲子关系还是情爱关系，愿不愿意打破惯性，跟对方一起成长。

关系或许经得起大风雨，但时常经不起日常的细碎磨难。当从热恋期逐渐迈向老夫老妻，所有日常的问题便浮上台面，我们在这一刻，才能知道有没有可能白头偕老。这时候就能知道爱到底有多深，热恋时的甜言蜜语都不可靠！

育儿也有甜蜜期，通常在孩子六岁以前。甜蜜期过了，孩子逐渐形成自己的人格，开始跟父母进行个性上的磨合。我们有没有办法顺利接纳对方，而且是仍然持续成长变化的对方，这会大大影响亲子关系的质量。

有些人只想固守既定模式，忽视迎面而来的挑战，以换取安全感、安定感。

安定让人的心智变得迟缓，宁可选择看似没有风险的生活，将就地过活，一成不变。常常等到过了一大半人生，才发现自己已经妥协了那么多，不知道在忙什么，人生好像一片空白。

更让人困惑的是，有些人自己过得不那么好，却又要把人拉下来，过一样的生活。说实话，这好像也是另一种获得安全感的方式——"大家一起烂，我就不是最烂"的假象安慰。

不管用什么方式，每个人都卖力地刷着存在感。而生养一个孩子换来的性价比很高，大家都说传宗接代是一种孝顺的美德。

不过，也有父母因为有了孩子，从此人生的意义发生了转变，又在成长的路上推了自己一把。只是，我建议在概念上要厘清，是我们借着孩子找到了存在的理由，而非孩子就是我们存在的理由。孩子将来也会离家，也会有不想亲近父母的时候，孩子是一个独立的人，这一点我们不能忘记。

　　刚开始带孩子是会经历一些混乱，但我也见过有些家长，慢慢得心应手，展现得从容优雅。不少家长在孩子大了之后，怀念这段混乱期，虽然打从心底不想再经历一次。

　　父母等心理足够成熟之后，才可能明白**那些为了孩子的忙乱疲惫，正是我们人生的精华**！

那萦绕不去的酸臭味

跟孩子玩，也是做家务，这是她的体会。

如果没有当妈妈，她不会知道。

这是一个改编过的故事，关于一个刚生了宝宝的妈妈。

去年才生了哥哥，隔了一年多，妹妹来报到，凑成了一个"好"字。大家恭喜连连，她也在人前欢笑，热烈回应，她觉得这是礼貌。

但是只有她自己一个人，跟两个孩子在家里的时候，别人眼中的那个幸福妈咪，好像完全不见踪影。

她不会因为喜欢孩子，就喜欢上那些屎尿带来的酸臭味——那是昨天没倒的垃圾，她知道，正在角落隐隐发臭着。也不是倒了垃圾就好，因为旧的去了，新的就来了，没有结束的时候，每天这样重复着。

她不是不想倒，而是那时孩子刚好在闹。她先生也在忍，她看得出他的眼神。

她知道是过度敏感了。她先生本来就不是多话的人，斯斯文文的，一副谦谦君子的样子。所以她只能通过看他的眼神、动作，判断他的心情，他一声"啧"，就能让她心情很不好，像火山要爆发。

她在跟孩子玩的时候，她都堆满微笑。她知道只有这样，才算是接近幸福妈咪的样貌。有时候她在想，她是不是有点故意要自己笑，因为一边跟孩子玩，一边想到水槽里的碗盘还没洗，窗帘下面那一堆毛还没清，心里其实很烦躁……

她真的不知道，她先生会不会觉得她过得很爽？她好想知道答案，可是也知道这是自寻烦恼啊！得到答案又怎么样呢？情绪还是继续滋生出来啊。

跟孩子玩，也是做家务，这是她的体会。如果没有当妈妈，她不会知道。

孩子就是需要陪伴，玩是一种陪伴的方式，那是给心理的一种养分。她忙不完的事情还有很多，可是她知道如果不理孩子，孩子就会哭闹。她要放下手边工作，去安抚照顾他。

不知道先生能不能理解她，因为如果是生孩子以前，她自己也不能理解！那个开开心心的样子，可能只是强颜欢笑。

对啊，就是这么希望被理解，可是又得不到。或者说，根本不可能得到想要的理解，她想要的，是完全没有烦恼，烦恼通通消失。所以谁的理解，都不是重点，她是有这样的自觉。

不是说她先生是坏人，先生已经很好了，有苦往肚里吞的那种，主动照顾孩子，家务也会做，没什么可以挑剔的地方。但是他不是那么甘愿，这是事实，他的个性是只要情绪不好，就默默地做，不说话。这种"僵尸型的互动"，完全罩不住孩子，她还是要接手过来处理，很少休息。

有一次，她突然感觉饿，很饿，才发现从早上起床就忘了吃饭，全部心思都在小孩身上。又有一次，她要出门，发现找不到钥匙，找了老半天都找不到，不敢出门。后来是先生回来帮她找，最后发现在垃圾桶里，好在还没打包拿去丢。她先生难得笑得很开心，问她怎么了，她不想解释，她不想说是因为事情太多、脑子都被榨干了，因此做了蠢事，说出来会伤了自尊。

可是，她其实每一件事都想说，包括身材臃肿，一整天把头发盘起来，穿着宽松的睡衣像疯子。还有，她觉得孩子好吵，他为什么这么晚回来，她一天闷在家，变得很渴望跟人说话，可是他就是块大木头，跟他说根本没有用……

如果每一件事情都说，会非常啰唆，那就是黄脸婆。听起来都像是抱怨，无止境的负面情绪，她懂，她以前最不想听这种话。可是，她正处在这种局面里，她明白了，因为每日的家务没有结束的时候，心永远悬在那里，好多好多好多好多事等在那里，浴室的霉菌看了就碍眼，一直很想刷，它们像是在瞪着她、在笑她："你能拿我怎么样……"

有一次她妈妈来，于是她想尽情地跟妈妈诉苦，一件一件说，还没讲到一半，她妈妈开始说："你这样算什么，我以前生四个……"意思就是，她怎么抗压性这么弱。这下子，她只好把嘴巴闭上了，因为说越多就证明她抗压性越弱。

她妈妈要的是她这个做女儿的给妈妈的肯定，这她也有想过。可是，那时的她给不出来，完全没有能量可以付出，也没有力气回应妈妈，那时妈妈生活在乡下，还有其他亲戚帮忙照看，街坊邻居来做客还会帮忙看小孩，而她常常要独自一个人忙着照顾两个小孩。

有一天，她真的受不了了，孩子生病，她也虚弱无力，可是她好想出去透透气。所以她穿了外衣，套上牛仔裤，然后继续把屎把尿，一个人用想象的力量撑下去。

已经不知道多久了，她有意识地躲避镜子里的自己，那个样子她看不下去。她是放弃自己了，那个曾经建立的"自我"和那萦绕不去的酸臭味，在一起飞散弥漫……

当我真正开始爱自己，

我不再总想着要求永远正确，不犯错误。

我今天明白了，这叫作

"谦逊"。

——查理·卓别林

边上厕所边安抚孩子的妈妈

能够让妈妈稍减辛劳的，
是大家对于"当妈妈"这份工作的价值认定。

有朋友提到，如果把描写妈妈角色的文章结集，拍成电视剧，说不定收视率会大好。这我相信，但前提是写剧本的人要很厉害才行，很能表现出戏剧张力，我的原稿相对来说太过平淡了。

这其中有一个很能引人深思的地方，是妈妈育儿的辛苦，尤其是接近产后抑郁的难受，虽然不是所有妈妈都有这种身心症状，但却是大家都熟悉的困境。吊诡的是，这种状况被拍出来的不多，大部分都是很欢迎新生命来到家庭里的温馨画面。通常，爸爸妈妈还要一副很恩爱的样子，最好在镜头前亲一下。再就是大家还要庆祝，一堆亲戚互道恭喜，热热闹闹的。

相形之下，现实的反差很大，而且显然**新手妈妈的寂寞、无力，常被忽略**。我很怀疑，这种日常又不寻常的视觉叙事，会有人愿意拍摄吗？

有位朋友提到一个影片片段，其中有一幕，是妈妈在上厕所，孩子在哭闹。下一幕，则是妈妈坐在马桶上，抱着孩子安抚。我猜，中间省略掉的狼狈，是妈妈光着屁股，冲出厕所抱起孩子……

所以我认识有的妈妈，是真的养成了上厕所不关门的习惯，就怕孩子有个什么意外。如果连上厕所都这样，那我们可以猜想，在每日的生活里，那一颗悬在半空中的大石头要被撑住，长期来说，要耗损多少心力啊？

其实，有时候是没办法关门，不是真的不想关门，因为孩子会在外面大哭，甚至哭到吐，即便上厕所也没有几分钟。或者有些是一直在外面狂敲门，敲到妈妈开门为止。有的孩子也不嫌臭，宁可到厕所"陪上"，也要看到妈妈，尤其是孩子正处在分离焦虑严重的时期。

更别说洗澡了，一个人舒舒服服地洗澡，在育儿后有一段时间是"梦想"。常常只能洗战斗澡，或者洗澡时也要敞开门，让家人"观赏"。

对于写妈妈角色的文章，不同的妈妈有不同的反应。有些人感觉写出了具体的细节，但少数人觉得当妈妈没这么可怜。

这是不同的际遇，没有谁对谁错，也确实不是所有妈妈都感受到同样的辛苦。

说实在话，家人的支持很重要。我认识有的妈妈，生了孩子之后，成为女王，各种资源主动报到。不敢说是那种传说中的生一个奖励一百万甚至上千万的豪门，但是亲戚朋友都极力支持，也是有的。

能够让妈妈稍减辛劳，是大家对于"当妈妈"这份工作的价值认定。如果大家都能理解与真心相信妈妈在家务上的付出，不亚于外出工作，而妈妈本人也认同这样的观点，那么，在担任母职之后，妈妈的自我价值感确实反而有可能提升。

而妈妈的情绪，是可以通过肢体、表情以及声音传递给宝宝的。这能够影响孩子的情绪、依附质量，甚至孩子的早期脑神经发育。

这也是我希望把这个过程写出来的部分原因，那些歌功颂德就免了，还是给予实际支援吧！

此外，如果只讲"支援"过于抽象，那么，具体来说，是让妈妈有时间可以自己出门走走，还有让妈妈看到一个干干净净的家，这两点能做到就是帮了大忙。

关于"干净"这件事，是妈妈很大的焦虑来源，每个妈妈的标准差异不小。我们担心孩子的健康，而且孩子刚出生时抵抗力比较差，妈妈又容易在这个地方被责怪，或者因为看到孩子痛苦而自责，所以特别敏感，这些情绪会聚焦在"干净"这件事上——包括抱小孩前有没有洗手、孩子衣服上的污渍、居家环境整洁等。

（尤其孩子刚在学爬时，常会捡地上的东西含在嘴里或者吃手手。）

对于"干净"程度要求高的妈妈，容易跟家人起冲突。所以理想跟现实之间常有差距，这差距常带来焦虑。妈妈可以对自己有合理的期待，记得写下每天的待办事项，简单记录自己做了什么，可以减少忙了一天，但又感觉没做什么的空虚感。

（尤其当了妈妈之后，记忆力会受到考验，简单记录，对生活会很有帮助！）

"当妈妈"很怕完美主义，通过研究和我的临床观察，拥有完美主义特质的妈妈通常睡得不好，情绪也容易焦躁，自然影响跟孩子之间的互动。试着练习过不完美的生活，像是碗盘堆在水槽，晚上再一起洗，或者经济无虞的情况下，用家电代劳，比如用洗碗机。

以心理健康来说，这时候妈妈能不能看着孩子的眼神、表情，给予温暖的回应，对孩子后续的情绪及人际发展很重要。孩子此时的正向回应，常能冲淡生活中的很多疲惫与挫折。

还有，常有人觉得只要孩子开始上幼儿园，妈妈不就有了自己的空闲时间吗？

这不一定，因为接来送去，本身就很花时间。时间碎片化了，在时间规划上要更有逻辑与效率，而且不稳定度更高，有时孩子生病；有时要上学；有时在家，在时间规划上会增加难度。有的妈妈说了，孩子上幼儿园，因为同学间交互传染，在家生病或隔离的时间，反而比实际上学的日子多。

（孩子上学之后，也有的会更常生病。然后，带着孩子频繁跑医院，全家轮流中标！）

有些妈妈喜欢比孩子早起，虽然这还蛮考验意志力。不过，**早起半小时，静静心、拉拉筋，或者悠闲地吃早餐、喝咖啡，这种美好的开始，对一天的忙碌会有帮助。**

也许这些整理，能给予妈妈们一些实际的支援与支持，家人也有个具体的努力方向。祝福您！

或许越想要当好父母，
越没办法放手让孩子飞翔

在旧的亲子关系里受伤，
就想在新的亲子关系里获得治疗痊愈，
久了便成了强烈的执念。

我们在乎一段关系，跟在乎这段关系里所扮演的角色，好像时常不太能分开。那么，有没有可能想当好父母的父母，面对子女想要渐渐疏离这段关系的时候，会有极大的焦虑？

《玻璃城堡》这部电影是讲一个关于家庭的故事，描述我们传统印象中富的美国，位于贫穷线以下的家庭面貌。这个故事花了很多时间，在描述一个女儿所看到的父亲——内心向往自由，却在现实中不断逃避的男性。

这种男性的形象，多看几个家庭，大概不难找到。只是没那么极端、有张力，或者能像故事里的父亲的个性这么鲜明。

很有趣的是，这位父亲想逃离自己的原生家庭，却紧紧抓住自己的子女，不愿他们离去。这种双重标准或矛盾，在家庭里相当常见。或许，可以这么解析，在旧的亲子关系里受伤，就想在新的亲子关系里获得治疗痊愈，久了便成了强烈的执念。

有时候，原生家庭带给我们的嫌恶感，令我们径直地往反方向跑开。有多远跑多远，跑得气喘吁吁，可是，那或许恰好让我们失去自己。

换一种方式来说，由于逃避而进入另一种生活，跟因为喜欢而拥抱一种生活，是不太一样的历程。一种主要是以恐惧作为驱动；另外一种则充满好奇、冒险，以及兴致勃勃的期待。

还有另一个点能着墨的是，**当我们曾经因为被一个人崇敬而充满力量，而之后这个人开始厌弃我们时，那种否定会直接打击到生命的根底。**如果用三十年来看待一段亲子关系，几乎可以说，这种波涛来袭，就像月有圆缺，不是来不来的问题，而是它终将会来，看它来的时候我们蓄积了多少能力承受的问题。

如果只依赖关系而活，而少有自我，一有波涛，自然容易沉溺在黑暗的大海里。

这个故事，演示了理解、谅解、和解的完整历程。虽然不是直线前进，但是反复回旋，还是让我们看到了难得的和解，在父亲生前以及死后，这段历程都依然持续着。

当我们愿意直视过去的痛，这痛才有机会转化。主角经历的转化，动人而难得，有幸化成了文字与影像，让我们得以从中汲取智慧，借以面对自己。

当我真正开始爱自己，

我才懂得，

把自己的愿望强加于人，

是多么的无礼，

就算我知道，时机并不成熟，

那人也还没有做好准备，

就算那个人就是我自己，

今天我明白了，这叫作

"尊重"。

——查理·卓别林

要求就是一种家庭劳动

"要求"这个行为的本身，
就是妈妈的家庭劳动之一。

有爸爸曾经跟我抱怨，真的不是不做家务，而是太太的标准很高，他怎么做都被嫌弃。既然做也被嫌弃，不做也被嫌弃，干脆不做，日子比较好过。

所以我并没有特别仇视男性或仇视女性，尽管我比较常用妈妈的视角看家庭，但我很清楚有些爸爸对经营家庭一样有心。我尽量给予为家付出的男性以鼓励。

不过，男性有一种态度，时间一长能慢慢看出来。在家务方面，大半男性真的比较被动。

好像一定要妈妈说出口，爸爸才要做。为什么在这里特别要用爸爸跟妈妈这样的说法，而不是先生跟太太？

是因为家里只要有小孩，家务劳动就会突然暴增。在两人世界里真的能浓情蜜意一些，"你来煮饭我来拖地"，分工是相对容易的。可是照顾孩子再加上大量家务，几乎可以说是没有止境的，只要你想做，家务根本做不完。

那么，**当爸爸被交代一件事，才会做一件事，还一副心不在焉，或者根本不甘不愿的时候，"要求"这个行为的本身，就是妈妈的家庭劳动之一。**因为还要开口要求爸爸，好像必须要拜托爸爸的感觉，会立刻有一些委屈情绪；明明是爸爸也应该参与，还要用请求的态度，想到就生气。

在这些情绪压力下，不如自己动手做了，心情上还比较轻松。有的妈妈说，要做的事那么多，如果爸爸的态度被动，每一件事都要要求才做，那很累耶！

可是，那股气愤难平。因为真的都没有要求的时候，爸爸就会优哉悠哉回房间休息，自在地刷手机，或者喝喝饮料看电视，或半躺在沙发上，享受男性独有的"回家之后的放松"。

爸爸对做家务的态度，也会影响到孩子的想法，认为做家务都是妈妈的事情。有的爸爸还会装一装，要孩子体谅妈妈，帮妈妈做家务。妈妈又好气又好笑，爸爸自己不做，用嘴巴叫孩子做，这样就比较好吗？

当职业妇女的妈妈，常有一个共识：不管在哪里都是上班，差别只是在公司上班，还是在家里上班而已！

所以我认识一位妈妈，最期待的一件事，就是爸爸出差。天啊，不但不需要伺候"老爷"，还不用看了心生厌烦，不用怕不做家务就有人指指点点。这种幸福感，说起来真无奈！

有的妈妈说，在婚姻里的第二个十年，已经有了类似男生当兵等退伍数日子的心态。每天在算还有多久时间，孩子能长大，自己能自由。到时候，一定要把自己的人生找回来！

不过，真的别以为妈妈就只能当受害者，不少妈妈只要找对人尽情抱怨后，心情纾解了，"看开点就好了"。还真的叽叽呱呱后开始恢复活力，又是好汉一枚，继续带着在现实中磨炼出来的幽默感，继续为家庭奋斗。

所以通常多数女性对于婚姻满意度都不会太差，我只能说，女性的心理调适能力，真的让人佩服得五体投地！

P.S.

不过，如果参考离婚率与生育率，我猜测对婚姻满意度的调查结果，可能有"社会期待"的影响。换句话说，即便对婚姻不那么满意，对着外人，也要有正面回应，讲自己对婚姻不满意，感觉好像让自己更不快乐了。

您做好家务了吗？

认识自己，包括觉察情绪变化，

让自己的心情保持稳定，才能"做好家务事"。

"什么叫做家务？"

这句话可以有两种解读，一种是"什么叫作'家务'？"

另一种是"什么叫'做家务'？"

先从第一种解读谈起，我跟朋友们重新定义"家务"的范围。譬如一家人出去旅游，那么规划路线是家务，帮忙买票、查景点，也都是家务的一环。

家务，是维持一个家的运作，为了让家人相处和谐、平安健康要做的事。

那么，我们把第一种定义解读清楚之后，我们就能理解，做家务，不是只有拖地、洗衣、煮饭、倒垃圾这些事。扩大来说，养儿育女是家务，相约一起外出活动是家务，花时间听一听家庭成员的心声也是家务……

传统上定义的做家务事，其实很没成就感。责任很大，没有休假，有形的报酬不多，又容易被嫌弃。

以前谈做家务，很像是一种责任制。不但做不完，又可能让人过度劳累，还会牵扯很多情绪，因为谁都可以对做家务的人有意见。饭不好吃、衣服还没干、袜子找不到……连幼小的孩子都可能有所抱怨，容易让做家务的人感到辛酸委屈。

所以让孩子做家务，那是教育他们承担责任很重要的教育方式。因为实际动手做事的人，可能会被批评，或者被当成理所当然，那自然会体会到做家务最多的人的心情，还有进一步更细腻地谈家庭中的人际互动。请求协助，或者询问相关当事人，某一件事，要做到什么程度才算是可以。

我们稍微把话题扯远一点，因为家务做不完，怎么样算是把家务做好的标准，都很模糊，因此做家务的人，通常是妈妈在不清楚自己能耐的情况下，尽一己所能地做，往往还得不到肯定，所以，在心理上就容易落入一种空虚、委屈、愤怒等状态。

其实，很多事本来就不是努力一定会有想象中的收获，例如做家务正是这种状况。而且一旦没那么努力了，可能就会开始被别人指责，好像之前的努力都不算数。

以前很少有人探讨心理层面的东西，更难好好照顾自己。现在相关信息多了，就要知道有超过自己能耐的事，坦承人的局限性，勇于请求协助并不羞耻。

要经营一个家，愿意给予承诺很重要，承诺则与责任关系密切。

也就是说，平常事务虽有分工，但当我们的家中成员，**谁有空闲了，便拿余力为家里做贡献，这是作为一个家庭成员的自觉，这同样可以说是进入家庭的承诺。孩子要被教育有这个观念，大人要知道当榜样。**

广义来说，这种家庭教育，一样属于家务的一部分。所以认识自己，包括觉察情绪变化，让自己的心情保持稳定，才能"做好家务"，这个逻辑就可以说得通了！

让自己变得怨念冲天，对家庭的好处不大。

以前的人曾经辛苦地走过的道路，我们看过了，不想再这样活。那么，现在借着知识的帮忙，有机会可以试着让自己更好，而不是让我们再活得同样艰难，再把劳苦的样子复制在下一代身上。

您喜欢母亲节吗？

责任感越重的人，自责感越重。

对孩子的遗憾与歉疚，随手抓就有一大把。

母亲节快到了，一些妈妈或子女，都有类似的反应：不喜欢母亲节！

做子女的不喜欢母亲节，也许跟感受不到母爱，或者曾经感受到很多来自母亲所给予的挫折有关。印象中以前有一位朋友，每逢节庆都会抖着手打电话回家，常听到一连串批评、咒骂，还要一再地说"我知道了"，父母才会饶过她，她才能停止对话。

而做妈妈的不喜欢母亲节，可能是感到气氛虚假。有一位妈妈提到，很多母亲节礼物，像是厨具、家电之类的，这不是要妈妈做更多家务，或者把家务做得更好吗？这种母亲节，有什么意义呢？

我想到某一年某一对母子跟我谈儿童节的事。

孩子说，他讨厌儿童节，因为要上台表演。小孩不想表演，老师又一直要妈妈劝儿子认真练习，妈妈觉得很苦恼。费了好大的力气，条件交换一大堆，孩子才勉强上台演出。反正孩子站在最后面，没什么人看见，手挥一挥，算是表演了。

可是妈妈印象很深刻，校长在表演开场前还说："看到孩子的笑容，就是最佳的儿童节礼物……"

妈妈听了快要吐血，她宁愿不要这种礼物。这种表演，主要用来取悦大人，讲得孩子好像很乐意表演一样。她不相信只有她的孩子有这种心理，而且，她也不认为别人的孩子一直练习表演，会感到很开心。

"职位越高的，话说得越假。还是说，把这种场面话讲得越漂亮，就越能被认同？"

她苦笑着说这段话，她已经是体会得很深刻了，因为工作的关系，她也见过不少场面。开会的时候，越会讲空话的主管，有功就揽，有过就闪，越是在职场上活得生猛健康，果然很有"生存智慧"。

我谈不上喜不喜欢母亲节，但我喜欢这个节日带来的意义，能让我们重新去省思妈妈这个角色，以及借着这个角色，来让我们认识自己。事实上，有些朋友真的是有心要借着机会，感谢妈妈。

然后，在母亲节这个时机点，或许是把"妈妈"这个角色穿戴在身上的朋友重新调整自己的时候。因为每过一次母亲节，孩子就长了一岁，孩子变化了，互动的方式也相应地在一些细微的地方，会需要重新调整。

孩子大了，是不是要把多一点时间，放在自己身上？放在"妈妈"这个角色的心力，从"妈妈"这个角色获取的价值感，是不是要改变一下？空巢期一眨眼就到了，面对老去，我们准备好了吗？

或者说，"当妈妈"的挫折感，要准备坦然放下了。知道自己没扮好这个角色，不是世界末日。经验告诉我，能反省到这个程度的人，愿意面对自己不足与愧疚的人，通常比那种无知无觉的人好很多——至少能慢慢停止孩子不喜欢的互动方式。

责任感重的人，抓在身上的事就多，多做难免多错。于是，责任感越重的人，自责感越重。对孩子的遗憾与愧疚，随手抓就有一大把。

孩子大了之后，那些自责的力道，试着轻一点吧。心是肉做的，会疼的。角色扮演，有时候是可以重新开始的，也是可以分阶段的。

有些母女关系的修复，会来得很突然。当了祖母之后，对孙子放心自在地说爱，也许对女儿表达不了，但作为妈妈的女儿感受到祖母对孙子的爱之后，可能获得了替代性的弥补。

过去的种种，不是那么容易一笔就能勾销。不过，不管扮演哪种角色，都能传达善意，善意来自爱自己并推己及人。角色有时候只是个社会符号，不一定要随时在角色里，才能让人与人之间的互动圆满。

即便是妈妈，也能在一时半刻跳出来，轻轻松松跟孩子聊天。互动只要愉快，过不过母亲节，是不是扮演好妈妈的角色，都不是那么重要了！

被自己的孩子看不起，应该如何调适心情

那种怒气包含着父母对衰老的恐惧，
以及心理上没有准备好的受挫感。

看到一位中年妈妈员工，时不时就被老板骂，虽然声量不大，但那张严峻的脸，还有不客气的用词，确实是"骂"。

有次我又再去她们店里，那位中年妈妈员工似乎被辞退了，老板的脸上开始有了久违的笑容，她们的几位员工，一来一往地讨论着那位中年妈妈的"状况"。其实，我观察了几次，也看出了那位中年妈妈员工的困境。

不是不认真，而是反应慢、组织能力比较弱。不知道是这位中年妈妈员工本来的能力就如此，还是年纪到了开始退化？

人到中年，虽然没多老，但也不年轻，脑力、体力的衰退比以前更明显，每个人的速度不一样，身为中年人比较容易感

受到。有些中年人衰退的速度，真的连自己都会吓到。

然后，如果此时孩子正好进入青春期，那实在很"刺激"。我坦白一点讲，这位中年妈妈员工，就很有可能被体力正处于巅峰、脑力正快速发展的孩子，偷偷在心里看不起。

被自己一手带大的孩子看不起，对大多数父母来说是一件很难熬的事。在生活中，某些父母被孩子嫌慢、嫌笨、嫌健忘，会激起很强大的怒气。那种怒气包含着父母对衰老的恐惧，以及心理上没有准备好的受挫感。

衰老通常是不可逆的过程，孩子能力的增长也几乎是必然发生的事。如果父母不面对自己的情绪，玻璃心的状况就很难避免，本来是沟通说理，最后容易演变成自尊保卫战，讲不赢孩子就说孩子的态度不好。

特别是父亲，会想通过打压孩子证明自己宝刀未老。有时候比赛玩游戏，如果大家的态度轻松，那也是生活情趣。但如果有了太多的情绪，输了不甘心，会想要从其他地方赢回来——这里面有不少负面情绪，可能来自讲理讲不过对方的受挫，或者其他身心能力的展现上，亲子之间开始出现落差而感到焦虑。

所以很多教养理论，必须把父母跟子女的状况一起考虑，不是单方面讨论要怎么教养。因为教养就是一种互动，互动本来就是双方的困境都要处理。

有时候，某些父母想要在家中当王，弥补在社会上跟他人互动的缺憾。可是，"长江后浪推前浪，前浪死在沙滩上"，父母只得带着比较强的情绪，面对长大的孩子。

有些父母，则是太快放弃自己，一下子把自己想得太弱了，慢慢开始依赖孩子。有些亲子关系演变得快一点的话，在孩子的青少年时期就看得到角色的逐渐互换，孩子变成心理上的父母，父母变成心理上的孩子，孩子的能力特别好，父母的依赖性比较重、能力比较弱。

我想到一对母女，妈妈有精神上的问题，但看得出来，妈妈很期待能帮助孩子。我跟妈妈说话的时候，讲得稍难，妈妈就会听不懂，差不多超过小学程度就不行。可是，妈妈听得懂的部分，会认真执行。

孩子小时候笑起来超级可爱。等日后不经意再看到孩子时，我猜孩子差不多高年级了，个头比妈妈高，在人群中保护着妈妈。

现在想起来，我有种疑惑：为什么家庭环境不好，有时候孩子还特别多？

我主观猜测那可能是因为期待整个家能靠孩子来翻转，有个希望在前方，实在诱人。虽然在大部分情况下，大家都不好过的概率比较高。

接受自己的状态，知道就好，不用给太多评断。评断时常会累积情绪，容易不小心被引爆，那是因为自我评断已经预先把地雷埋好，不注意就可能踩到。有多少能力做多少事，多注意过程而非结果，看见自己的努力与进步很重要。方向对了，尽管走得比以前慢，日积月累的路程还是很可观。

另一方面，被嫌弃久了，其实也不会怎么样，习惯就好，虽然刚开始不太舒服。对自我的认识足够，就没那么轻易被动摇，也不会急着想证明什么。我们跟孩子相处，双方接受事实，认清现况再前进。谁强谁弱，或者哪里强哪里弱，其实也不太重要。

　　有时候会很自豪地觉得，我唯一的优势就是，比你卑微，于是自由。

　　　　　　　　　　　　　　　　——扎西拉姆·多多

想法有不同面向，我们可以对自己的衰退感到受挫，转过身，我们也可以为孩子的成长高兴。让我们有多一点机会选择适合的想法，而不是被某些想法限制我们的人生。

你不需要成为什么我们才爱你，
我们爱你，因为你就是你

你不需要和别人做比较，也不需要比谁好。
我们就爱你这个样子。

跟朋友们讨论，我们感谢孩子来到这个世界，让我们进入一段人生少有的亲密关系。我先示范怎么表达，可是有位男性朋友表示，他说不出来，不知道是不是与我们的文化向来不太鼓励男性表达情感有关？

刚好，之前跟另一位朋友讨论长年陪伴她的一本书《NAMASTE 生命喜悦的祈祷》，作者是沈妙瑜。书里有一段祈祷文与感谢孩子有关，可以照着文字念出来，或许能稍微减一些情感表达的障碍。

有朋友提到，他们跟孩子念这一段祈祷文，孩子确实有正面的回应。有些人建议，把"我们爱你"，改成"爸爸妈妈爱你"，拿掉"我们"这一代名词，让感情的主语更直接。然后，试着印在纸上念给孩子，而不是看着手机念，可能这样不会让孩子分心抢手机。

我相信文字的力量，自我对话能影响我们自己的心性。我们也有机会通过的情绪与温和的语调，影响孩子，进一步让孩子感觉得到陪伴与被爱。

对我来说，"祈祷"不一定非得信仰某个宗教才能进行。祈祷可以视为一种自我对话，而自我对话常能引导我们的生活节奏，还有引发情绪的效果。

以下面引用的祈祷文来说，我自己在心中默念的感觉，能引发对孩子的慈爱心。然后它提醒我，我是否记得对孩子传达无条件的爱？

我建议，各位朋友在实际使用时，也可以依据各位认同的价值观，进行修改。如此，读起来会更真挚。

只靠自己说，又说不出口，那就念，也许是个替代方式。

因为篇幅有限，我只摘录其中一部分。当我们对孩子失去耐性的时候，或许这是一个让我们重返平静、慈爱的方法。

　　×××，爸爸妈妈的心肝宝贝。

　　很高兴你来到这个家。

　　你是个多么可爱的宝贝。

我们很高兴成为你的父母。

很感谢你的陪伴。

你是独一无二、最珍贵的宝贝。

你是健康可爱的乖宝贝。你是爸爸妈妈的心肝宝贝。

你不需要成为什么我们才爱你。

我们爱你，因为你就是你。

你不需要和别人做比较，也不需要比谁好。

我们就爱你这个样子。

我们会尽我们所能让你感到安全与被爱。

你是蒙受恩宠的。你是蒙受祝福的。你是被深爱着的。

这个家因为有你而更幸福、更温暖。

我们真的很爱你。我们就是爱你。

宝贝，有你真好。

我们会珍爱你一辈子。

宝贝，爸爸妈妈爱你。宝贝，感谢有你。

（沈妙瑜《NAMASTE 生命喜悦的祈祷》之《宝贝，有你真好！》）

当妈妈其实是一种心情

妈妈的为难，在细腻之处，常常突然出现两个相互冲突的考量，以至于做了让自己后悔的决定，那是常有的事。

当妈妈其实是一种心情，这是我跟她聊完的感觉。我在讲界线，她脸上冒出三条线，千万般为难，唉，这我明白……

有些人当妈妈，会体验到前所未有的狂喜。有些人则因为生产过程中荷尔蒙的变化，人生第一次陷入忧郁。有些人因为喜爱孩子，被牵扯出内心最强烈的恐惧。有些人则因为孩子的无心言语，顿时陷入难以自拔的愤怒。

所以，当妈妈其实是一种心情，没有当过妈妈，要一次把这些情绪充分体验，也很不容易。情绪的强度异常大，也复杂，可以同一时间纠结在心里。

我这个男生（其实到现在还有人以为我是女生），通常把理智供在我的最前面。不过，偶尔跟妈妈们一起进入这种状态时，我的一双眼眸也会含着泪。

我知道画出界线好难，因为这些情绪常冲得心很乱。平常要练习、静静心、跟情绪共处，才能在惊涛骇浪来的时候，抓稳这条船，船上的大大小小也才能平安。

有些话，讲了怕孩子受伤，不讲又怕孩子空期待，进退两难。所以当妈妈的这种心情，特别矛盾。孩子小的时候，照顾得很累了，希望孩子赶快长大。孩子长大了，看那张不耐烦的脸，又觉得孩子小时候真可爱。

新手妈妈挣扎着学习的，常是成为一个可以被依赖的对象。在孩子慢慢长大的过程中，手还要一点一点放开，不把孩子作为依赖的对象。

这个过程，真是虐心啊！

如果一个人，说他人生平平顺顺，没经过什么风浪，那么，叫他去当妈妈，保证他"叫毋敢"（闽南语，意思是不敢）。

当然，不是每个妈妈都这样。也有的妈妈只觉得孩子烦，没有狂喜，也感觉不到爱，只觉得自己不够被爱，这也是有的。

不过，当妈妈是人忙事繁，负面情绪多其实很自然。只要一个人带三个以上孩子的，没有人帮忙，保证常在旁边喘。

我一向不把妈妈这个角色神化，可是我依然能持续感觉到妈妈这个角色的伟大。妈妈的为难，在细腻之处，常常突然出现两个相互冲突的考量，以至于做了让自己后悔的决定，那是常有的事。

我一直是"妈妈"这个角色的观察者，这么多年了，依然不断从这个角色当中学习人性，还有爱一个人的不同层次。

P.S.

刚刚看到"一双眼眸也会含着泪"，是不是有人在笑？是不是有人想到少女漫画里面的人物？两只眼睛大约占了脸的一半，然后眼睛里面好像同时有好几个瞳孔那样？我偶尔也有少女心，我确实也有双含泪的眼眸，特别是眼睛很干的时候。

小事也会压死人

> 她知道可以试着做自己，
> 可是她宁可妥协求和谐，
> 这就是她想要的世界。

过年期间，她的苦恼主要是"外出"这件事。两个学龄前的孩子，加上自己，以三天两夜来算，换洗衣物、玩具、干粮、矿泉水、几本书……差不多两个行李箱。

后来，她先生觉得太夸张，两个行李箱在携带上也有些困难，改成两个大行李袋。她先生会自己处理行李，因为她先生嫌她不会整理，常常忘东忘西，不该带的东西也带，而且她先生平常会出差，已经养成自己整理的习惯与逻辑了，反而不喜欢人家帮他处理。

她先生有点强迫倾向，要带什么，都会写清单，一一核对。相形之下，她常忘东忘西，常要出去再买，所以常被先生骂。

"一点点小事也做不好！"

她坦承，她是真的没有那么严谨，是想到什么再带什么。可是，她一个人处理三个人的东西，那可不是她先生想象的那么简单。

只讲衣物好了，短袖、长袖她都得准备，怕变天、怕预报不准，如果要去海拔高一点的地方也不好掌握气温。以长袖上衣来说，也有厚薄之分，天气偏凉，就要带厚一点的，天气偏热，那就要带薄一点的。以外套来说，也有薄外套、厚外套、羽绒衣服的不同……

如果只准备大人的东西，真的简单很多。但偏偏这个讲法，她先生不接受，然后叫他来准备小孩的东西，他又说他不懂（装死他最会），还是要她准备。因此简单来说，她就是没办法摆脱被骂的角色。

（"外出"时绝对不是只有行李这种事要注意，大小杂事很多，就算小事堆起来也能压死人，人不在其中很难说明白！要管孩子大便、尿尿、吃饭，孩子如果一咳嗽、打喷嚏，没有去注意，可能晚上就感冒；怕孩子玩太嗨，晚上睡不好，做噩梦；怕孩子穿错鞋子，不好走路会跌倒……）

小孩又不喜欢穿外套，天气如果不算凉，就都放在行李袋里。加上她自己的，三件外套就可能占掉半袋空间（还要看厚薄，所以不一定），她怕孩子临时有需要，宁可多带。

"跟你讲了不要带那么多，你就不听……"

像这句话，她听得耳朵都已经长茧了。她觉得每次出去玩，就可以显现出她跟她先生的差异。当然，她也常常反省，自己这样做到底对不对？

当妈妈的人，出去玩的时候，常常在意的是小孩开不开心，而不是自己开不开心。可是，当爸爸的人，如果自己不开心，就不太想出去玩。

（当然也不是每个爸爸都这样，更不是每个妈妈都以全家为重，但这样的男女差异偶尔会听说。）

这个观察结论，她有跟她先生说，但她先生否认。可是从行程规划就看得出来，如果没有他想玩的，他会很不耐烦，意愿很低。可是，她在规划行程的时候，想的都是整个家的气氛，大家开心她就开心。她宁可被骂，也怕临时有个万一。如果孩子临时需要什么，她能拿得出来，她就觉得很值得，即便常常带出来的东西用不到。

妈妈会先牺牲自己，因为只要先生、孩子开心就好，她都能配合，包括被她先生骂。即使压力很大，她也跟自己说，这是小事，她先生也可能是借着骂她，在发泄情绪，气没出在孩子身上就好，过了就算了。

她知道可以试着做自己，可是她宁可妥协求和谐，这就是她想要的世界。也好，都是个人选择，做自己也可以有很多种样子，说不定她先生懂得珍惜她这样为了家庭着想，在心里面特别感动，只是没说出来而已。

乱糟糟但舒服的居家妈妈

生活有很多选择，
放不下，其实就是自己折磨自己。

她家真是乱，但乱中有序，一切以舒服为准。孩子还小，衣服也是简单舒服就好，不刻意求美观。

衣服多买几件，积累一堆再一次性清洗。有烘衣机，所以快干、好整理。

她注重营养，但不在意菜色变化，餐桌上摆出来的永远是固定那几样，方便料理为首选。小孩爱吃，先生没意见，她也自在。她顾家的方式，是只用少量的时间，在有限的选择里做决定，自己跟家人都能接受就好。那空出来的时间，拿来做什么？

只专心做好两件事：陪伴家人、陪伴自己。

跟孩子玩，跟先生讲话，是她必做的事。另一件必做的事，就是看书与涂鸦，娱乐自己。

她有一些很少见面的朋友，但与他们的友谊情感真挚。她不觉得自己缺朋友，平常很少花大把时间给三姑六婆。不必要的关系，对她来说，都是负担，礼貌性往来就好。

孩子吃得全身脏兮兮，她也没有急着要处理。她没有洁癖，衣服上有很多难洗的污渍，她也不会发脾气。

别人的眼光只是参考，人前她配合装一下。但是如果别人太过分，她下次会直接不出席聚会。她不想委屈自己，也不想委屈家人。**生活有很多选择，放不下，其实就是自己折磨自己。**她没妨碍到别人，不想管别人，也不想被管，这是她的处世原则。

少到风景名胜玩，更没出过国，凡事做得到就自己来。最常去附近的公园走动走动，那里也是孩子的游乐园。

一般人的爱，对她来说，过于黏腻。

她很爱孩子，但孩子没来找她，她也不会打扰，不会特意去引发互动，把时间留给自己，做自己的事情，好好休息。她爱先生，但她不喜欢跟先生抱怨东、抱怨西，每个人都有自己的压力，她希望自行处理，她跟先生都有这样的默契。

为什么要这么做？没有抱怨，那要跟先生说什么？

分享啊，有很多事可以分享。她先生的兴趣她知道，她的兴趣她先生也明了，说一些彼此感兴趣的话题，两个人一起哈哈大笑。

都是成年人了，老是要人来安慰，要人家来说好话，是长不大吗？

她知道很多人不会认同这样的观点，大部分人都要别人来满足自己。她的体会是，那是没把自己照顾好，不面对属于自己的难题，要别人来处理。她偶尔会安慰她先生，她先生也偶尔会安慰她，那都是彼此主动，也有心情这么做的时候。两个人都努力圆满自己，再来产生连接，会稳定轻松得多。

很多人不清楚自己的能耐，有多少能力做多少事，就不会把自己逼到悬崖。如果不去做不是自己的人，不刻意伪装什么形象，会有很多空间可以挥洒。

欲望不多，生活就很自由。把时间都留给重要的人，包括自己。人这一生，就是来体验这些温馨甜蜜的欢笑，随缘自在，逍遥过活的。

把功课做好是谁的责任

> 为自己负责就好，能往前就继续往前，
> 不能往前就随缘。

她真的是厌倦了，每次叫孩子写功课，孩子就是拖拖拉拉。好几次都差点失手打了孩子，这一点让她很自责，又很苦恼。

跟别人讨论以后，她才恍然大悟——因为她心里隐隐觉得，督促孩子把功课做好，是她的责任。可是，她在理智上很清楚地知道，是孩子要负责自己的功课。

所以，她下定决心，跟孩子讨论回家之后的作息，要把责任还给孩子。

这有几个前提，她觉得孩子如果认真完成所有功课，其实用不到一小时，孩子也没有学习障碍，觉得困难的部分，也可以来问她，不过通常机会不多。老师的作业量也适中，孩子的体力也没什么太大的问题，何况又没有安排补习，可以用来完成功课的时间不少，功课完成后还有不少玩乐与运动的时间。

她觉得她可以坚定地要孩子为自己的功课负责，她把什么时间要做什么事，不但写成文字，还画成图，贴在家里的显眼处。事前先跟孩子讨论过，孩子也觉得自己做得到。她说，以后如果没在九点以前写完，她就不签名了，并让爸爸配合，让她全权处理。

实施的第一天，孩子果然又拖了。毕竟习惯很难改，而且那时候已经快期中了，罗马也不是一天造就的。结果很惨烈，五天大概有三天没签到名，至少刚开始的时候是如此。老师"叮咛"家长，希望家长督促孩子完成功课。但她跟老师说明了她的态度，老师也只能在联络簿的家长签名处盖上"请家长签名"的章，没再多说什么。

老师念叨孩子，孩子回来转告她。她只温和地说："以后这件事交给你自己处理，功课有不会的地方再来问我！"

当然，她这么做，立即收到的好处是，再也不用为功课大发脾气，亲子关系也好一些。这些好处，让她心里不断涌现的罪恶感减轻一些，其实好几次都忍不住要孩子把功课拿出来。每当这时，她就深呼吸，再鼓励自己，这是在教孩子自律。

事情不是一下子就能顺利的，孩子到学期末，联络簿上还是会有没签到名的次数，但是次数少了一些。新学期开学前，她再重申一遍，希望孩子为自己的功课负责，孩子也觉得自己应该做得到。

唉，开学又一样，五天里面，大概有一两天没签到名。这时有个重要的转机出现，不知道是不是上天帮助她，孩子在乎的某个同学，可能是看到了孩子的联络簿，直接说："啊……你爸妈怎么没签名？"

孩子觉得很丢脸，回来跟她讲。从此之后，孩子改善了不少，虽然偶尔还是会没得到签名。后来，她觉得孩子已经改得够好了，她满意了，把签联络簿的标准放宽到晚上十点，之后就很少有联络簿没签名的情形了。

如果我们不自觉地要把对方的责任往身上扛，但在理智上又觉得对方该负责，那种错乱容易让我们心烦，还有摆脱不了的自责，让我们有罪恶感。

她其实很幸运，有了想要的结果。不过，并非事事尽如人意，如果坚持再少一点，孩子的坚持度再高一点，爸爸不想配合，没有同学的那句话，条件不俱足，她也很难成功。

反正最差不过也就是天天活在心烦与自责中，把自己跟孩子的人生拖到孩子终于出社会的时候，就算告了一个段落。这样也能活，也是一种人生。能接纳自己做不到，知道自己被念头绑住了，这样就够了。不是我们注意到的每一个方向，都有办法做到极致。

我们用这个角度看自己，便能宽容一点看身边的人。然后，我们知道做功课只能做到差不多合格，为自己负责就好，能往前就继续往前，不能往前就随缘。

如果给妈妈一天时间，她会怎么用？

真的不要忘了经营自己的精神生活，

学会独处，通常就能学会休息，一个人又特别自由。

母亲节的时候，以我对妈妈们的理解，如果能给妈妈放一天假，能完全让妈妈自由规划，那比母亲节大餐，或者送礼物，更省钱省力又实际。有的朋友举双手赞成，但有的朋友却有其他顾虑。

这些顾虑我能理解，就是长久绑在家庭里，真的突然有一天的空闲时间可以自己运用，实在不知道要干吗。关在房间追一天剧也不错，可是老公、小孩又会来找，就不太有放假的意义了。外出去哪里，都要花钱，也已经不确定自己喜欢什么，或者说以前喜欢的，现在的兴致也没那么高了。

一想到要花钱，就想到孩子将来的开销，一整个家的花费。平常也没经营人际关系，出去不知道找谁。要不然就回娘家，帮自己的母亲庆祝母亲节，不是不可以，但也是劳民伤财，心境上也不是放假了。

所以啊，当妈妈的其中一种辛苦，是掏空自我到最后，不知道怎么跟自己相处！

当然不是要鼓励妈妈败家，也有少数妈妈花钱的方式很夸张，但大部分妈妈花钱在自己身上会有一些罪恶感，整个人放不开。可是，把它想成是把母亲节大餐省下来，至少换一次下午茶，这不过分吧？

先去书店挑本书，约一小时，差不多几十块也能解决。上网查一家自己喜欢的咖啡店，喝一次下午茶，静静地阅读，假设花了两小时。沿路走走看看，观察一下路上的行人，看看现在流行什么，这样又过了一至两小时。如果自己吃一顿饭，又可以再过一至两小时。简简单单，一个下午的时间过去了，晚上再回家，不用洗碗，老公小孩自己吃，多愉快啊！

如果不想花钱买书，到图书馆借也是一种方式。学着使用公共资源，不一定要花很多钱。

真的不要忘了经营自己的精神生活，学会独处，通常就能学会休息，一个人又特别自由。我们常因为种种不敢，而有各种不甘。

让自己独立是本意，顺带让爸爸与孩子学着独立，这是另一个惊喜。

　　他们也需要学习相处，找到互动的默契，这是一辈子的事情。我再强调一次，他们需要独立，也要感受到妈妈不在家里的感觉，要自己想办法面对没有妈妈时的生活困境，这绝对值得体验。

　　不过，也有些妈妈的体验大不相同。有的妈妈体验到，自己几天不在家，大家都生活得很好，这让她开始思考，自己是不是做得太多了。有一位妈妈说，她不在时，爸爸跟孩子竟然过得很快乐。妈妈们在自尊心受到打击的同时，也开始自省，是不是要放过自己，多为自己的人生努力。

　　一个人能独立，才能回到家。

　　妈妈能在自己的心里安居，才有平静。

　　以前有人说，妈妈在的地方就是家。这句话我们可以再想得更深入一点，如果我们都能当自己的妈妈，懂得自我照顾与自我慈爱，那我们不管在哪里都有家。

　　不会独处，那就有匮乏。不练习独处，那就会生疏。

　　找不到兴趣，表示需要培养。

　　像我们的人生，如果没把生活小事放在心上，那么，每一天匆匆走过的每一分每一秒，就会看不清晰，也就看不清自己……

P.S.

若是要认真安排独处时光，真的是花样多多。例如，运动就是很好的选择。有时候报名社区运动中心的课程，不光可以健身，还可以交朋友，让眼界更开阔，这样也不错。

P.S.

以我自己来说，偶尔就会有单位邀请我去做公益演讲，听众只要报名，无须缴费。有时候与听众说说笑笑一下午，既舒压也能得到支持，时间很快就过去了。现在免费听讲的机会不少，妈妈们可以善加利用。

P.S.

有朋友说，最好的母亲节礼物，就是一天不用当母亲！

你必须亲自去发现什么是你爱做的事，不要从适应社会的角度来选择职业，因为那将使你永远无法弄清楚自己到底爱做什么。如果你真的爱做一件事，就不会有选择的问题了。

——克里希那穆提

如何做一位有自我价值感的妈妈？

> 一个人能自我肯定的前提，
> 是要有自立的能力。

一个人要有自我价值感，首先得要有"自我"。然而，"自我"这个词汇，在传统观念里都不是太好听的词汇，特别是妈妈要有自我，那么基本上就代表妈妈自私、不负责任等。

所以，一个妈妈如果依据传统价值观生活，那要怎么活出自我价值感？

我现在很少用"好妈妈"的讲法来形容一位妈妈，因为"好"已经是有些主观的价值判断了。如果是传统上的好妈妈形象，会具体清晰许多，像是照顾孩子无微不至，以先生与孩子为优先，牺牲自我、成就大家，甚至还没有时间照顾自己的苦恼心情（有这种桥段的影片，在母亲节时播放最是催泪）。

　　现代职业女性越来越多，出现在媒体上的好妈妈，常常是事业与家庭两边兼顾的"超级妈妈"，也就是事繁不乱、条理分明（最好职位高一点，比较有说服力），但为了家庭、孩子疲累奔波，一样也要牺牲自己，苦情的元素多少要有一点。

　　不管是传统好妈妈还是超级妈妈，女性常在先生的感谢与孩子的笑容中，寻找对自我的肯定。这跟我对自我价值感的理解，其实不太相同。

　　万一没人肯定咧？这个妈妈就没有价值吗？

　　所以有的妈妈到人生的下半场，才会感觉活得莫名其妙，孩子不常在身边，跟先生不太常说话，自己根本不被重视，只是表面上占了一个"妈妈"的位置，在传统上被视为伟大的母亲，但在现实生活中，常常有些空虚茫然。依据传统价值观活着的妈妈，最后换来的处境，可能是当初努力付出的自己，怎么想都想不到的。

　　尤其是把自己弄到病痛缠身的妈妈，表面上看起来好像很伟大，事实上带给儿孙的压力也很大。

　　不是每个传统好妈妈都会活成这样，个人境遇不同，如果自我价值感被绑在他人身上，那就可能对自己的人生没有自主性、没有选择权，所以自己只能随波逐流，碰到什么是什么。

　　他人的肯定是重要的，但更重要的是自我肯定。自我肯定的难度，在不同的环境里有些差异，譬如妈妈跟夫家亲戚住在一起，就跟小家庭是不一样的。可是，**自我肯定包含挑选适合自己的环境，如果我们任自己委屈，那也是我们的选择之一。**

一个人能自我肯定的前提，是要有自立的能力。再讲得具体简单一点，要有可支配的时间与金钱。

妈妈出去工作，是一种选项，但是有些妈妈掌管家中财政（私房钱也存了不少）；有些妈妈有背景雄厚的娘家；有些妈妈对自己的工作能力有自信，只要自己愿意，短时间内找到工作不是问题……

物质条件或经济能力，是照顾自己跟孩子的根本。有经济能力的妈妈，更能帮家人做长远的规划。

时间管理，则是妈妈很重要的能力。懂得说"不"，能区分"必要"跟"想要"，做家务有些诀窍，有些事会耗损过多的时间，走到一个点之后，时间再投入也差别不大，记得抓重点，先设心理闹钟提醒我们自己。

时间省下来给自己，记得运动，适当的运动好处很多。一个体力不足的妈妈，走不了多远，在心理上也容易感觉沮丧无力。**运动能带来平静，专注在身体上，那样便很接近静心，可以让自己重新归零，让大脑休息。**

我所看到的高自我价值感的妈妈（当然，这是我主观认定的），有时间、有能力，去追求自己想要的东西。可以跟家庭有关，像是学习烹饪与烘焙，那是带着研究精神去学习，家人只是顺便受益；可以跟家庭无关，或许有经济上的收益，从事热爱的工作，安排自己的旅游，经营友谊，阅读写作，或学习才艺等。

一个人有自立的能力，有自己能主导的追求或寄托，相对于只能当"伸手族"，相对于什么都要听命于他人的规划与安排，自我价值感的高低会有相当的不同。

我认识的一位妈妈提到，她不让自己坐在沙发上看电视，因为一晃一两个小时就过去了，而是去做自己觉得更有意义的事；也要有意志力，进行适量地运动，避免床铺的诱惑。

所以，并不是下定决心就足够，意志力要拿出来用。自己能让自己更好，自我价值感才会高，才能谈所谓的自尊、自信。

肯定自我，包括愿意倾听自己的感受，跟家人约法三章。尤其在刚开始的时候，肯定自我容易招来不是那么好听的言语。一个女性要有自我，常意味着要违背传统观念。

情绪压力是比较大，不过不是做不到。而且一开始游戏规则就订好，之后互动就轻松很多，甚至可以得到他人的尊重。

一个有原则，但又不以伤害、剥削他人来造福自己的人，要得到敬重反而比较容易。如果遵循传统观念，第一是拼尽全

力也很难做到，第二是有些人就是要一直给予否定，这样才能
继续要求别人牺牲自我敬重，常常是表面讲讲，只要那个付出
停了（像是生病，或者回娘家照顾父母），就会知道这个敬重
真有多少了。

**家人的尊重来自自我敬重，我们认定自己做的事有价值，
我们愿意表现这样的态度，这对孩子来说就是身教。一个妈妈
很看重自己所做的事，比一直自我否定与贬抑的妈妈，对孩子
的心理健康发展有更正面的影响。**

建立自我价值感，还能从很多面向谈，包含时刻觉察自己
的需要，试着自我满足，经营精神生活，跟人有深刻连接，这
些在不同的文章与书里已经讨论不少。

妈妈也可以拿回自己的生命主导权，也可以不用在所有
的时间里都以孩子为中心，或以家人为中心。这也可以让孩子
知道，世界不是以自己为中心运转的（把孩子养得以自我为
中心，对大家都没好处），一个人活着也可以像妈妈这样追求
自我。

妈妈要扮演的角色众多，各个角色的压力也大，没有了核
心价值，容易把自己搞丢了，迷失自我。

高自我价值感的人，对生命是主动的，而非被动等待。在
生活中还是可以见到活出自我的妈妈，这种妈妈的存在不是
神话。也许刚开始自我调整时会有些阵痛，不过，悉心呵护自

己，人生的路可以越走越宽阔。祝福您！

我请你听我说

你却开始劝告我

我请你听我说

你却劝我不该那样去感受

我请你听我说

你却觉得该为解决我的问题做些什么

你并没有做我请你做的事

其实，我只是请你聆听

不是说或做，只是听我说

如果

你为我做

我需要为自己做的事

那么，你会增添我的恐惧和懦弱

但

如果你能像承认一个简单的事实那样

承认我感受的，是我的真实

那么，我才能去理解

这份感受的背后，隐藏了什么

——萨提亚

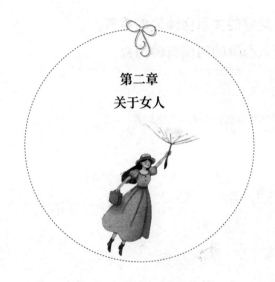

第二章
关于女人

　　总之，所谓婚姻并不只是一对相爱男女的结合。他们相互间扮演着父亲、母亲或朋友的角色，必要时各自展现出孩子般天真幼稚的一面，如此等等都是婚姻的组成部分。如果没有这些，恐怕很难称得上是真正的婚姻。

—— 渡边淳一

有一种美好的关系像淡淡的香气，
发现沁入心脾的时候有种惊喜

爱自己的人，

不想伤害自己，也不想伤害对方。

"即使寂寞，也不再将就。"

听到这段话，很有感触。我们人类在同一时间有一些需求，但是很难每个都满足，要先学会取舍，学会找到平衡。

不那么爱对方，却因为不想面对自己的寂寞，所以勉强跟对方在一起。在一起之后，等到难受多于寂寞，又找个理由发脾气，要对方走。

这种互动经过了一两次，就知道，这通常不是爱，只是玩游戏、扮家家酒，而且对方可能只被当成道具。自己这么残忍，却把跟对方在一起说成是"将就"，那对方算什么，一种低下的生物？

爱自己的人，不想伤害自己，也不想伤害对方。因为没必要，没必要看着对方痛苦，才能感觉自己被在乎。

如果对方比我们更在乎，难道我们就有伤害对方的筹码？

不过，大家都说，爱情里本来就没什么对错，所以我才对"爱"，有许多疑惑。这些都是爱吗？自己难过不可以，对方难过没关系，这也是爱吗？说白一点，自己还不够成熟，关系能成熟吗？连爱自己都有困难，那真的能爱人吗？

我猜，"即使寂寞，也不再将就"，这句话本来想要表达的是另一个意思，是主角懂爱了、成熟了。不过，对白也是人写的，从对白多少能揣测一个人的状态。如果仅从自己的角度，常常只能看到自己的委屈，错都在别人身上。

爱情常被当成许多问题的解答，但还是要回到友谊上来看，这样发展起来比较健康。只想当情人，不会当朋友，爱情也难长久。

（我甚至觉得，不懂友谊，很难懂爱情。不过，有人把激情当爱情，这也许真的不需要太深厚的友谊，因为相当短暂。）

友谊的层次很丰富，面貌也多端。交往之前，先交友，这种事，不用急，慢慢相处、慢慢体会，了解多少，再信任多少。这个过程，双方都在学习。

远远看着对方，觉得喜欢对方，接下来就告白了，两个人就在一起了，这样的剧情很常见。可是对我来说，明显跳过了一个阶段。因为这种爱情（假设这是爱情的话），会有很多误会，很多自己过往的投射，很多转瞬即逝的心动，但常留下伤痛。

有一种美好的关系像淡淡的香气，发现沁入心脾的时候有种惊喜。

在相处久了的人身上，常会看到一种默契，那像是友谊酿出来的酒，虽不浓烈，但可以充满趣味。也不是不会有口角，但懂得示好、懂得适可而止，所以情绪表达出来了，不会莫名其妙发现关系正慢慢断掉。

其实，在一些和谐的爱情、亲情里，都可以看到这样的元素。**因为淡，所以来去自由，可以相互陪伴，也可以独立生活，有不同的见闻，知道怎么让自己感觉喜悦，自然可以为在一起的乐趣，添柴加火。**

男女之间，如果在友谊里发现喜欢彼此的陪伴，这种文火慢炖出来的信任，不会那么容易在每个人各自的阴影里消散。

刻意为了爱而爱的恋情，连友谊都谈不上。好像堆满很多情绪，热热闹闹，冷静下来之后，只不过是经历了一场肥皂剧，才会重复再重复，即使厌倦了，也不知道怎么喊停。

常花时间去认识自己，那么交一个朋友，也会自然有类似的动作。知道怎么照顾受伤的自己，也会比较知道如何陪伴正处于低潮的对方。

　　如果自己有难，就想要对方共患难；但对方有难，就要对方自己看着办，一般来说，这样连朋友都称不上吧。可是在爱情里，特别是婚姻里，这种状态其实不少见。

　　各位读者，您见过这样的例子吗？

我们对伴侣的爱是怎么慢慢消失的？

　　有个吊诡的现象是，当我们越是努力改变对方，而对方依然不为所动时，我们对关系失望的速度越快。

　　人们在亲密关系中遇到最大的困难是，发生问题时，人们常认为自己不该落得如此下场，会感到不自在，或是受到刺激，于是采取一系列的措施来应对……

　　1. 他们认为会有这样的状况是"错误的"。

　　2. 他们把错误怪罪到伴侣身上。

　　3. 他们因为伴侣的行为而变得固执、偏激，并且相信伴侣必须改变，事情才会好转。

　　4. 他们尝试操纵伴侣，使其行为有所改变。

　　5. 当伴侣没有任何改变时，他们感到挫折。

6. 他们与伴侣保持距离，并试着处理现状。

7. 他们对伴侣的爱消失。

（克里斯多福·孟《亲密关系：通往灵魂的桥梁》）

我们有期待，自然就有倾向，想用自己的力量，让期待在现实生活中发生。在亲密关系中，我们常把自己内在的负面情绪，很快归结成是对方的错。

有个吊诡的现象是，**当我们越是努力改变对方，而对方依然不为所动时，我们对关系失望的速度越快。** 也就是说，我们花越多力气想要维系或修复关系，当我们终于耗竭而无法继续付出的时候，关系越容易破裂。

很明显地，这个历程不只可以拿爱情来印证，也可以放到亲情与友情中思量。

事件的发生，不一定要有价值的判断。然而，一旦加入期待之后，事件跟期待一对比，很快就会让我们产生情绪。

所以，我们可能原本以为是事件，才会导致我们产生情绪，但这只对了一部分。另一部分是，我们对事件的期待，也是情绪的源头之一。

期待越高，失望的可能性也越大——这几乎是常识了，可是发生在大部分的人身上的时候，是不容易被接受的。而期待之所以高且强烈，又跟我们自身的不足有关，跟过去未痊愈的创伤有关联。

　　重要的不是你做了什么，而是你是什么样的人。

（克里斯多福·孟《亲密关系：通往灵魂的桥梁》）

　　在进入关系之前，了解自己是什么样的人，对于进入关系之后，双方互动的样貌，影响深远。操纵、责怪对方，常常跟逃避认识与面对自己有关。

　　注意力常放在他人身上的人，通常很难跟自己相处愉快！

....

　　你改变不了一座山的轮廓，改变不了一只鸟的飞翔轨迹，改变不了河水流淌的速度，所以只是观察它，发现它的美就够了。

　　　　　　　　　　　　　　　　　　——克里希那穆提

....

理解、谅解、和解三层次

> 在"认知"上理解,
> 在"情绪"上谅解,
> 在"行为"上和解。

理解、谅解、和解,这三个层次,也许我们能换成三种状态去看待,虽不完全相同,但或许可以让我们更明白。

在"认知"上理解,在"情绪"上谅解,在"行为"上和解。

我们去理解一个人,包括他人或自己,可以通过观察、阅读、讨论……

我最近观察到一位朋友,非常花心思地强调"孝顺"的重要性。后来才发现,他是属于"孝顺外包"的典型,他所谓的孝顺,主要是由太太代为执行;还有,他太太孝顺的是他的父母,而不是太太的父母。

然后，他也拿这个观念，要求孩子对他孝顺。孩子不听话，或者讲话没礼貌，就可能是不孝顺的行为。

至于他自己，因为"刚好"比较忙，他只有在空闲的时候，才会孝顺父母。所谓的孝顺，就是看父母要做什么，他就陪他们做什么，虽然他在家的时间有限。至于他会不会都听父母的话，也不一定。因为他很少跟太太回娘家，所以孝顺太太的父母，也就谈不上了。

花心思去理解他，在情绪上，慢慢就能谅解，他为什么把"孝顺"的观念抱得那么紧。

这跟不少人谈道德是类似的逻辑：道德主要是要别人遵守的；强调道德，常对道德论述者本身有利。这样的人性，大部分的人都有，只是展现的程度或多或少而已。每种道德规范，对于不同角色的人来说，有各自的好处。我们也常拿不同的道德来合理化自己的行为，道德也可以是一种否定与批评他人的武器。

遵守道德本来是希望人与人之间能相处和谐，这一点初衷倒是常被忽略。

回到人性的层次，其实人我分别不大。我们在情绪上，慢慢跟对方有了连接，就容易释怀一点。

情绪产生连接，或者有部分的认同，不代表在"行为"上，我们就非得要跟对方接近。如果对方只在乎自己的需求，对方的情绪太强烈，强烈到无法顾及周遭的人，我们只好采取自我保护措施，跟对方保持距离。

保持距离，不一定是没有善意。像是明知道对方会伤人，我们还要靠近，就会被他伤害，那么，对方产生不当言行，也跟我们有关系。**保持适当的距离，关系才会和谐。**

不是跟什么人都要和解，不是与家人的关系就非得甜如蜜。我常感觉那种刻板印象，或是对某种理想化场景的追求，过于虚幻不真实，容易一再无谓地受挫。

而这种受挫的情绪，对于改善关系，不但无益，更可能是压力。

即使是孝顺，孔子也是回到和谐相处来谈，这是我的理解。情绪不平静，界线不清楚，双方连自己都搞不定，不要说和解了，连相互理解都有困难。

关系犹如一面镜子，透过它我们可以看到真实的自己。但是大部分人都无法在关系中去看自己，因为我们会立刻对我们所看到的东西产生批判和辩解。

——克里希那穆提

为什么她要原谅你，给你下次伤害她的机会

谅解要来自深厚的理解，
特别是已经带有强烈的负面情绪时。

"为什么她要原谅你，然后给你下次继续伤害她的机会？"

这是我心里的话。因为有人认为，他都道歉了，对方如果不原谅他，那就是对方的问题了。

原谅的好处很多，尤其是对当事人自己。但要用道德强迫对方原谅，指责对方不原谅，好像不原谅的是小家子气的人，这是使用道德做武器，只想着对自己有利，这种交往并不真心诚意。

假设，谈理解、谅解、和解，是暂以认知、情绪、行为三个层次来谈，那么，原谅或许是原本的负面情绪变淡了，或甚至缓慢地产生正面情绪，这些情绪转换，是不能勉强的。

而之所以不原谅，是一种自我保护。有些行为，发生第一次，就容易有第二次、第三次，这是知识也是常识。原谅了，再继续伤害，这是常听到的啊！

有些人内化了这种莫名其妙的道德观，让自己饱受困扰。像我碰到的状况是，父母对孩子做了很不好的事，孩子在心里在意了很多年，每次提起就会被父母骂，连提都不行。孩子成年了，不希望这件事再困扰自己，想原谅、想忘掉，因此苦恼不已。

这时候的原谅，像是一种逃避，比较接近不想面对，或者是敷衍，根本不是真心要原谅父母。

谅解要来自深厚的理解，特别是已经带有强烈的负面情绪时。

我们得去理解，父母当初在何种状况下做了那件事，又是什么心态，只要孩子提，就把孩子骂一顿，什么都永远讲成是孩子的错，这件事对亲子关系造成了什么影响。这件事对我们的人生，有了什么意义深远的改变？

所以，要原谅对方，要在情绪上放下，必须要下功夫。口头说要原谅，心里仍旧在意，这种表面上的原谅，只是求表面和平，这一点我们要认清。

但是，先原谅自己，这会容易一点。

原谅自己？很多朋友常疑惑地卡在这里，因为既然是对方的错，跟自己有什么关系？

在我们年纪还小的时候，大部分的人，会隐隐以为，发生的一些不好的事，是自己造成的。当时，我们并没有足够的人生阅历与判断力能够清楚事情发生的原因。

这种"只要有错，就可能是我的错"的倾向，某些成人身上也有，这是容易把事件个人化的心理历程。

还有，一件事的发生，特别是发生在自己身上的事，常跟我们的决定与选择，脱不了关系。喜欢责备他人的人，可能常在心里默默地责备自己。

也就是说，如果我们充分为自己负责，那么，发生在自己身上的事，跟自己的过去、欲望、想法、行动等，千丝万缕地牵扯在一起。如果我们习惯用"对错"想事情，来评价自己，那怎么可能自己没有一丁点"错"？

原谅自己，也是要从认识自己、理解自己下手。原谅自己都做不到，就别说原谅别人了！

说到底，以我自己来说，我宁可被说成是一个度量小的人，也不愿意不明不白地原谅。为什么要随意撤除自我保护的界线，只为了想当人们心中的好人，然后让坏人再次进攻？

因为胡乱原谅而再次被伤害时，自己就算是共犯了！

P.S. 有朋友提到，道歉也不一定是真心的，那凭什么能换真心的原谅？"用道德绑架人性"，这句话实在很贴切！

P.S. 另一位朋友提到，不一定要原谅，原谅也不代表要把事情忘记。只是不记仇，而不是要忘记教训！

P.S. 更别说那种，根本连自己怎么伤害人都觉察不到的道歉（还有种人，觉得伤害人又没什么，是我们自己在大惊小怪），越道歉越让人火大，口不出恶言就已经是修养。这种情况下谈原谅，根本是天方夜谭了！

P.S. 有种不干脆的道歉是，不太想拉下脸好好道歉，又想要得到被原谅的好处，还不太掩饰自己的意图。这种道歉，很接近二次伤害了！

P.S. 还有那种无关的第三者前来要求原谅的，对方说不定连道歉都还没说，就要当事人原谅。那种瞎起哄的第三者，为了赚一点自己的人情，说不定连发生什么都搞不清楚，还要来进行道德绑架。唉，这种自以为充满正能量的第三者，以道德之名，成了某种程度上的帮凶。

P.S. 不是有人说"对不起"，我们就得说"没关系"！

真的爱你的人就会喜欢"真实"的你？

接纳，是让我们关注的焦点，
能够更全面一点。

她问我："关系一定要经营吗？"

她用了"一定"这个词，比较绝对一点。我思考了一下，没有马上回答。

她继续说："想要跟对方在一起，就是喜欢'真正'的他、'原本'的他，对方也喜欢'真正'的我，那还要经营什么，自自然然在一起就好啊，干吗那么刻意？"

自然就好，嗯，这好像也不是什么坏事，而且不少作家会说，"真的爱你的人，就会喜欢'真实'的你"。所以从这个逻辑推演得出的结论，好像也没什么大的差错。

我也曾有过类似的说法，但比较不一样的是，我会多谈一点"接纳",包括接纳自己。我们爱一个人,也有可能不喜欢他的某些部分,我们也不是自己的每个部分都喜欢,这是人性啊!而且有一部分的个性是长久相处之后,在某些特殊的情境下才会显现出来的,怎么可能"预先"就喜欢?

可是,"接纳"是,不管我们喜欢或不喜欢,都试着去理解。愿意再多花这个心思,不管是为了自己还是为了这段关系,是比较困难的事,特别是在情绪比较强烈的时候。我们站在对方的立场,理解彼此,理解这样的个性怎么帮助一个人,又为他带来什么挑战……

像是远远地观察两个人的互动,如果可以,也同时静静观照我们的内心。不增不减地,不被某些主观情绪所影响,让真实自然呈现。

不过,理解了对方,也不代表我们就会喜欢啊。理解了对方老是唠叨的动机或想法,也不见得能喜欢对方的唠叨。

我们进入关系的时候,常只注意到对方的优点,所以我们欢喜。等到一个人的缺点被突显之后,负面情绪随之而生,我们常常又变得希望对方改变,对方不改,就变成我们负面情绪投注的焦点。

接纳,是让我们关注的焦点,能够更全面一点。优点、缺点都能观照,也考量各种情境对一个人的影响,还有后续发生在双方身上的变化。

不管是接纳自己还是对方，或是一段关系，都不表示双方从此静止，原地不动，就会是最好的状态。如果我们想活下去，很自然地要因应环境的变化或挑战，就需要成长。对一段关系来说，是可以用经营来对待的。

经营关系，至少是期待当下和谐。经营不见得一定能让双方情感不断地加温，那有时候是一种很理想化的状况。但是，经营也可以是期待双方关系不恶化，至少不会相互伤害。

起码彼此能先好好相处，其他才能再谈下去。不要以为这是很简单的事情，有些人情绪一来，动辄摔东西、撂狠话、威胁恐吓、动手动脚，自我保护都来不及了，相处也不用谈了。

上面这一大篇想法，我是事后下笔时才想到的。那时突然被问到这件事，一时也不知道要怎么说，大脑不够用，临场反应不是那么敏捷，只能跟她说："约会总要挑地点吧，这也是经营啊！"

这种说法，她似乎能接受，我们就没继续谈下去。我忍不住哑然失笑，她要的很简单，是我想得太复杂了！

您是贤内助吗？

在越"传统"的家庭里，
女性的处境越是辛苦。

之前跟一位朋友讨论，太太存在的"功能"，似乎是要让先生有面子。这种说法，就现代的价值观来看有点怪，可是在以往的社会，这是理所当然！

> 妻子能够帮助丈夫，使丈夫在事业、学业、品格
> 方面都有了进展，使丈夫在社会上的地位有所提升，
> 一般人就称她有内助之贤。
>
> ——摘自汉语网

妈妈的角色多元，这是我们已经知道的事。但就功能层

面来说，还要能"使丈夫在社会上的地位有所提升"。这实在是令人傻眼，如果太太这么厉害，为什么什么面子都要做给丈夫？自己来不就可以了吗？

以传统社会的定义来看良家妇女，女性的自我依附在男性身上，自己的人生跟先生的成就绑在一起。类似"嫁错郎"的恐惧，常见于古语俗谚。

这自然是不平等，是男尊女卑的体现。不过，在传统上，这是道德的。

在以前，只听到有休妻的，很少听到有休夫的。也就是妻子如果没有做好自己的工作，丈夫可以凭主观意识，解除婚姻关系，所有的错还都可以怪到妻子身上。但如果先生不好，妻子通常要自认倒霉。

所以要当一个贤内助，还要能让丈夫的品格有提升。丈夫的品格也在妻子的责任范围，可是这一切又要在男尊女卑的架构下，实在很扭曲。

（最近有朋友说到，如果光看我的文章会觉得我是反传统的人，是很愤世嫉俗的人。如果让长辈看到，我会有生命危险。然而严格来说，只要每一个人好好地去理解传统，特别是传统如何定义家庭里的角色分工，也会看到我所看到的东西，相当扭曲与违反人性，可是偏偏被执行了好几千年，实在令人费解！真的喜欢传统，就要好好理解它，不是吗？嘴巴说遵循传统，又不去深入理解，这又是一个让我非常疑惑的现象！）

再进一步来说，如果有好处，让男性先享受；如果有坏处，女性出来扛。这种论述，到底是男性还是女性创造出来的啊？

再多一种说法，也就是丈夫如果待人处事不周到，那可以给妻子贴个"不贤"的标签。然后，丈夫还可以用妻子"不贤"为由休妻，换人做做看。

当女性处在这种压迫下，心理会健康吗？带出来的孩子在心理上会健康吗？整个家庭就真的更能和乐安康吗？

因此，在越"传统"的家庭里，女性的处境越是辛苦，而且执行这些传统的人还有可能是女性，这更是让人纠结错乱。

我建议，以后想当妈妈的人，先来考"临床心理师"的证，会对人性多一点了解，先建设一些本职技能。最主要是能消化自己的情绪，先照顾自己，然后进一步让丈夫的品格有所提升，实现我们对理想妈妈的多功能期待。

如果台湾下届选"立委"，我打算把这个拿来当成我的政见，保证落选，而且保证金还拿不回来，然后比蜂蜜柠檬更快被人遗忘……

爱情里面可不可以没有爱？

爱情本身，并不一定真的让人变得多伟大，
它只是另一种展现人性的方式而已。

这几天看到一个旧新闻，谈到某位外国演员当初结婚的
理由，是不想工作。对她来说，当时想要离开职场的唯一方
式，就是结婚。不过，最后离婚时，场面并不好看，那一段时
光，她也过得不太好，但经过一番努力，又登上人生的另一个
巅峰。

从这个演员的人生来看，爱情变成逃离另一件事的借口。
不过，这常要回头来看才看得懂。

有一阵子，我常思考爱的层次，小爱与大爱之别，各种关
系里的爱，有什么相似或相异之处。还有，那种充满各种算计
的爱，常想着会得到什么、要得到什么的爱，到底是不是爱？

爱情里面常有性，这并不稀奇，所以很多人的爱，至少是把爱的启动与性能量的投放连接，但这就是爱吗？现在不是有些人认为，性跟爱可以分开，爱情里面也常有计算，比如这是不少人的考量：如果跟对方结婚，将来生活会不会有保障？

为了过更好的生活，那样激发出来的情感，是爱吗？

有位朋友期待完成自己的人生图像，她特别向往美满的家庭。所以，她想要成为自己想象中的幸福女主人，有着关系亲密的孩子，而她要找的对象，必须能符合她所想象的终身伴侣的样子。在爱情还没开始的时候，她已经设定好了未来的走向，等着人来扮演她想象中的角色，那么，这是爱吗？

再说得直白一点，有些人爱的是对方的条件，不一定是对方的个性。那这样的爱情，在表面堆砌出来的情感，真的是爱吗？

有的人要的爱情，说简单也简单，说难也难。他要的，就是能凡事以他为主——他在意的时候，对方就要退让，他不在意的时候，对方才可以自己决定。那他所谓的爱情，是不是更像一种权力欲望的满足，通过这种关系确立存在价值？

有时候会有另一种说法，他喜欢的人，是凡事都会让着他、包容他的人。这种爱情，很像在找另一个爸爸或妈妈。而且这种爸妈的形象非常理想化，因为现实中的爸妈也很难凡事包容忍让。

就别说那种常常被拿来抵挡社会压力的爱情，传宗接代、找人来替自己照顾长辈、拥有某种社会地位……爱情背后的功利导向，我们都不陌生。

爱情本身，并不一定真的让人变得多伟大，它只是另一种展现人性的方式而已。

有时候，当我这么讨论爱情中的种种疑惑，有人就会说，我在否定爱情。不过，我谈论的主要是爱情中的现象，这些现象并不稀奇，上网查询大致上都查得到，跟人讨论也不难得到类似的例子。爱情本身是什么，我也不确定，不同学者也有不同定义。

所以，我不觉得我在否定爱情，是因为我根本不确定爱情是什么，范围在哪里，那些算计、条件、性、逃避能不能算进去？有没有一个共同的定义？而且我选择从某些特殊的角度观看爱情，这我很清楚。

更何况，我所关心的不只是爱情，是各种关系中的爱。我怀疑，爱是不是常被人拿来当成合理化、美化自己行为的化妆品？

（所谓"以爱之名"……）

"我爱你，所以你也要爱我！"这很像是一种交换，甚至是交易。交易失败，或者觉得得到的少于付出的，就说对方无情无义。

我有时候会想，以前讲看破红尘，会不会是因为洞悉了这些凡情俗爱的本质，不想再玩这种游戏，尽可能简约、自给自足，追求一种更高的成长，或更真诚的生活？

也因此，我花更多时间讨论自己与自己的关系。我感觉，**我们对自己越诚实，活得越轻松。然后，用比较平淡的态度看待关系，减少自己的想象，去倾听，会比较能接近真相。认真对待自己因需求不满足所引发的期望，就能少一些失望。**

如此，世界没有因为我们想得多，而更显得混浊，而是逐渐接近了不增不减的本来面貌，于是我们更自然。朴实无华，少些情绪喧闹，自有一种美好。

"当父母"其实需要看能力，
能维持住婚姻需要点运气

> 进入婚姻，甚至成为父母，对一个人的各方面能力，
> 都会有更多且复杂的要求。

遇到一个孩子，主动跑来跟我打招呼，说要跟我玩，父母在远处玩手机。那时候我正当着孩子王，陪着一群小朋友横冲直撞。

孩子看起来差不多是小学高年级，长得很可爱，但是语言表达能力比较弱，大概是小学低年级或以下的能力。再花多一点时间观察，粗估大动作能力未达年龄水平，游戏能力也约莫就是低年级。

我顿时有些不忍，我不知道父母有没有觉察到这些状况。有些这样的孩子，认知能力不见得弱。也不是每对父母都具有儿童发展的概念，如果孩子的功课中等或以上，个性又温顺，

而且也好带，说不定就疏忽了。

她自说自话，说得很高兴，还笑了起来，感觉是个很单纯、很开心的孩子，对陌生大叔如我，完全没戒心。倒是妈妈后来看到了，把孩子带开，叫孩子到另一边玩，大概是有些警觉。没多久，父母似乎又进入手机的世界，孩子又跑来找我，我跟他们一群孩子玩得很开心。

玩了一阵，妈妈大概又回过神，这次是直接叫孩子回家。孩子依依不舍，一直挥手跟我和其他小朋友说再见，妈妈则在一旁一直催促她走。

我开父母成长班的时候，第一堂课就会跟父母提到发展迟缓。可以从认知、语言、动作（含大动作与精细动作）、生活自理、社会情绪等领域，来检视孩子在发展上有没有落后。这个概念不只适用于孩子，也能够回头检视父母自己小时候的发展。

譬如，我跟一些父母谈话的时候，发现有些父母的语言表达能力弱，常抓不到对话重点。有些则是情绪成熟度的问题，没说几句就很容易激动起来。其他领域并没有深度评估，也不好方便评论，但光是从比较明显的语言与社会情绪这两个领域来看，如果父母不够成熟，教养上势必会产生困难。

可是，"当父母"不用经过评估，也不见得都有人协助（事实上，我认识一些家庭，最后还是其他亲戚介入，孩子才能得到相对妥善的照顾）。所以能力不够，又要教养孩子，孩子也会很辛苦。就不要说，明知整体家庭状况都不好，也要传宗接代，为家庭或家族博一个未来的希望。

我只是描述事实，没有任何评断的意思。只是大部分的人，真的很少从基本能力的角度，来看待父母。

我是想多了一些，这个孩子如果被男生追求，父母要多花一点力气注意男生的品性，因为她可能比较容易被骗。然后，如果论及婚嫁，父母要很诚恳地跟男方说明孩子的状况，需要男方多包容，婚后很多家务需要男方打理，这些都要先考虑清楚。

进入婚姻，甚至成为父母，对一个人各方面的能力，都会有更多且复杂的要求。日常的生活，很容易让人的缺点浮上台面，本来的优点也会渐渐地被淡忘。

她当一个像女儿的太太会相对容易，这需要男方有较多的母性特质。但是，要她当强势的妈妈、看懂脸色的媳妇、坚强的太太，说不定就会困难一些。（哎呀，我的内心戏太多了。才认识孩子一下子，就帮她想了一辈子。）

而且，大部分的父母，如果希望孩子顺利婚嫁，通常不敢告诉对方，孩子的缺点与困境（而且父母就算真的想讲，也会顾虑到孩子的心情）。然后，一厢情愿地希望对方能包容，所以很难事前预防，或先有心理准备，几乎都是等着相处之后慢慢发现，再看看能不能补救，而过程中通常会累积很多情绪。

我真是羡慕有些专家或作家，可以提供几个小诀窍，好像简简单单做了一点什么之后，就能让读者的婚姻甜蜜蜜。相对来说，我提不出什么小秘诀，很多状况，将心比心，我如果是当事人，我真的也很难处理。

　　所有的婚姻，任凭怎么安排，都是赌博，都是茫茫大海上的冒险。

　　　　　　　　　　　　　　　　　　——林语堂

我很认同前面这段话，就算做足了准备，婚姻也还是很接近赌博，运气也很重要。太多因素我们无法掌握，而且也不是双方有共识就够，背后人多嘴就杂。

我心里一直祝福，祝福孩子的良善能被欣赏，祝愿孩子的父母愿意花心思多认识孩子、陪着孩子。单身也很好，婚姻不顺也可以活，多认识自己一点，或许至少独处的时候能比较好过。

当我真正开始爱自己，

我明白，我的思虑让我变得贫乏和病态，

但当我唤起了心灵的力量，

理智就变成一个重要的伙伴，

这种组合我称之为

"新的智慧"。

——查理·卓别林

妈妈对爸爸的情绪如何影响孩子

明明有其他的选择，

为什么固守某个让我们痛苦的抉择？

我跟朋友讨论过，把"妈妈"这个角色仔细端详，可以看到这个角色的阴暗面。我还是再次强调，没有要责怪什么，理解就好。

妈妈角色的阴暗面跟传统文化有关，不能都推给某一个人承担。换作是爸爸，遭受同样的对待，也可能有类似的心理历程。

"你让我不爽，我就不会让你好过！"

这是一种基本的人性。在经济上如果仰赖爸爸，又不被爸爸尊重，还住在婆家，妈妈能用来报复爸爸的方式之一，便是让孩子跟爸爸疏远，让爸爸在情感上有失落感。

妈妈所有的苦楚都让孩子知道、分担，让孩子讨厌爸爸，孩子对妈妈产生认同，以妈妈的情绪为自己的情绪，以妈妈的思想为自己的思想，从此看待爸爸的方式，都隔了一个滤镜。

妈妈没有给孩子独立判断的机会，一套既定剧本的内心戏，就用多年养成的方式，默默写成孩子的心理程序。

所以我常说，打压妈妈，对爸爸通常没好处。魔鬼藏在细节里，爸爸怎么被"处理"，其实他不一定搞得清楚。他只觉得回家没有归属感，因此更容易表现出负面情绪。

但是我更在意的是，从此孩子成了大人间权力斗争的工具。孩子的情绪长期被操弄，孩子也会搞不太清楚自己内在的状况。孩子因此混乱，或者适应不良，甚至产生心理疾病。

妈妈借着孩子反击爸爸，也不会真的得到多少纾解。将眼光放长远，孩子的内心如果痛苦，照顾孩子的妈妈就不会好过，这是恶性循环。

所有人都因为自己种的恶因，不知不觉承受着恶果，只是意识不到而已！

和乐常常过于表面，礼仪常常流于敷衍，大家在意的、口耳相传的，都是那些负能量。但是人们会想粉饰太平，这时候道德派上用场，人们开始合理化或美化自己的行为。

我常常想要把这个过程梳理开，让一丝一缕清楚明晰，这样才能循着丝线，找到源头，像是用第三人的视野，去观察我们性格养成的过程。那些多年紧握着的事情，到底为什么放不下？明明有其他的选择，为什么固守某个让我们痛苦的抉择？

有位朋友的分享，意境鲜明。她受了高等教育，拥有一份当时相当前卫时尚的工作，本来以为她的人生会跟妈妈大不相同。然而，洗手做羹汤之后，她便守着家庭，直到丢了婚姻，她才看清楚自己终究传承了妈妈的价值观，包括妈妈多年的情绪，借着触景生情，这次轮到她扮演同样的角色了，那些在黑暗中蛰伏已久的野兽，仿佛找到了出口。

好可怕啊！如果她没走过这个过程，没有以当事人之姿亲身经历，她不知道原来一个妈妈对一个女儿的影响这么大。她疏忽了，因为没有人教她经营婚姻，没有人教她在疲惫到自我快要瓦解的情况下，如何分一点神照顾自己，守护爱情，并让丈夫参与这一切。

那些对婚姻的预设立场，那些负面思考的多年精华，全来自妈妈。

换句话说，她还没准备好当妈妈，他也还没准备好当爸爸。他们没准备好如何在当爸妈的同时，也在维系关系，但各自的原生家庭预备好的陷阱悄悄现形。

稍微拉回来谈，妈妈为了反击爸爸，而跟孩子拉近了距离。这种关系看似亲密，实则为捆绑，因为其中有许多负能量。

相对于爱，妈妈更可能教导了孩子如何讨厌一个人，或者严重一点说，如何恨一个人。

我们练习什么，常会得到相应的回报。

我们练习讨厌、练习恨，就会聚焦在这个人的缺点上，把它丑化、放大，投注许多负面情绪，把我们很多不顺心、压力挫折，都过于简化地怪罪到某个人或某个点……

当双方都不断进行这样的练习，那么彼此连接是因为相爱，还是为了共同逃避，或是打击一个敌人而相互取暖？

还有，这种练习很容易把方向对准在对方身上，例如妈妈对孩子，或者孩子对妈妈，这是很自然的演变。那么，之所以称为"捆绑"，意思自然很清楚了，双方在关系中都不快乐，又不敢分离。

相反地，爱一个人，不是只需要勇气，还需要练习。爱一个人就要面对失去的可能，要面对背叛，要面对彼此意见不同，要学着沟通，要试着表达善意……

因此，当负能量在家庭成员身上流转时，那些更是需要能量去练习的，让彼此关系和谐安详的，也渐渐失落了。

如果妈妈对孩子示范的是如何爱爸爸呢？一个人不可能完美，但我们都记得，一开始的时候，我们欣赏对方的特点是什么。

我们陷入生活无止境的重复中，非常容易忘了感谢与肯定。那些时不时来访的负面情绪，我们常常一股脑地怪罪到对方身上，等着对方替我们处理。

爱一个人好难喔，可是，如此困难的功课如果不好好花时间学习，却一直用讨厌、愤恨消耗能量，我们口中的爱，就会显得过于粗浅，但我们的恨却坚若磐石。

我们到底要教孩子什么？我们又正在教自己什么呢？

别忘了，**我们可以是自己的父母，不管是爱是恨，哪一边经过喂养，哪一边就会日渐茁壮！**

听过关系的丧钟响吗？

以结束关系来说，最好让对方有心理准备，

再渐进式地退出彼此的生活，同时要坚定立场，最
忌讳三心二意。

夫妻感情的结束，不一定是离婚，也有同住一个屋檐下，但各自生活的状况。根据《七个让爱延续的方法》这本书上的说法，夫妻关系末期有四个阶段，代表婚姻的丧钟已响起。

1. 认为婚姻问题相当严重。

2. 商量讨论似乎都无效，只好靠自己解决问题。

3. 开始各过各的生活。

4. 感到孤寂。

所以两个人的关系走到终点的时候，也许有火热争吵，但

也可能冰冻三尺，好像事不关己地讨论彼此相处的困境。或许是已经活在心寒无奈里面很久了，情感早就被抽干了。

我们常常花很多时间在进入关系上面，大部分动人心弦的情节也多半聚焦在这一段。可是人们相对不太用心经营正在进行中的关系，以及缘分差不多尽了，要好好准备结束离开的关系。

显然，相对于欢欢喜喜宣告要在一起，经营与结束关系，多了许多负面情绪，让人挫折与逃避。而且经营与结束关系，所要花费的心力与时间，说不定还更多。

以经营关系来说，最基本的，就是要知道对方最近在做什么。不要说夫妻，有时候连亲子之间也不见得做得到。

我认识一位妈妈，因为有自己的事业与追求，常常不知道孩子有什么重要活动。她时不时地就会有一段时间不在孩子身边，而且就算在孩子身边，心也不见得在孩子身上。

还好，孩子包容、先生支持，家庭气氛还不错。不过，如果孩子出现情感上的困扰，她比较难及时知道，更别说伸出援手了。

我没有谴责的意思，养儿育女也不一定都是妈妈的工作，很多爸爸也常搞不清楚孩子在生活中有什么重要的事。而且，如果孩子的人生很顺遂，妈妈本身也是活出自己的好榜样，说不定孩子还会很开心妈妈给了很多自由的空间。

当然，也有可能孩子需要妈妈的时候，刚好就找不到妈妈，而且运气没那么好，成长过程中遇到的挑战特别多，只好凡事靠自己，边跌倒边摸索，大家各自过各自的生活，然后感到孤寂，亲子关系渐行渐远。

以结束关系来说，最好让对方有心理准备，再渐进式地退出彼此的生活，同时要坚定立场，最忌讳三心二意。这通常是指友情与爱情关系。不过，我也知道有亲子断绝关系，从此不再见面的状况。

如果在关系中曾有过美好的感觉，很令人珍惜的话，在结束关系之前，大概会先有一些沟通的尝试吧。没有沟通，突然就要结束（有些是直接断绝联络，连"结束"也没说），令对方措手不及，如果对方也很在意这段关系的话，很容易引发强大的情绪反应。

渐进式地退出，其实也是把彼此的距离再调整，帮助双方冷静思考关系存续的必要性。尤其当生活的交集少了，我们是因此过得更自在，还是不如我们原先的期待，这都可以帮助我们进一步决定后续的行动。

真的不想跟对方在一起了，最慈悲的决定，就是态度不要模糊暧昧，直接告知要停止关系。要讲不讲或者暗示一大堆，被问又不直说，这是折磨对方，让对方没办法开始新的生活。这时候就算有见面，互动的界线要非常清楚，普通朋友的互动就是跟情人间不同，别因为以前的习惯就随便来。

我有碰过女方提分手之后，另交新男友，却把前男友当工具使用的情形。这能让女方的生活多些便利，女方也许也因为多得一些爱慕的眼神，心理上多一些满足。不过，这是玩火自焚，贪心可能引来嗔恨。

其实人不一定要有伴才能活，如果我们实在不知道在一起有什么好，只是分开让我们不甘心，觉得白费了自己的青春，所以不放手。心安要回到自己身上求，别拖着对方，让两个人都不好过。

最后，引用萨提亚的一段话，跟各位朋友分享。

　　如果父母不能有一个幸福的婚姻，可以选择健康的离婚和愉快的分手。为了孩子，我们两个不用彼此喜欢、彼此友善就好了。我们不再是夫妻，可是仍然是孩子最好的父母。很多的单亲父母，耗费了太多能量在彼此指责、彼此怨愤上，孩子在这里面承受了大量的恐惧。

我们可以帮助别人，不过发现之旅得每个人自己走。生活不容易，很复杂，不过我们却要单纯地接触它。我们自己就是问题。接触最重要，问题本身并不重要。

　　若非你自己愿意弄成这么疲惫，有什么事情能让你这么疲惫呢？这种"愿意"也许是有意的，也许隐藏在心里。你为什么让自己弄得这么疲惫？是不是你内心深处有冲突呢？

——克里希那穆提

爱自己是终身浪漫的开始

没有谁，比我们更了解自己，
并且对自己带着无条件的善意。

爱自己是终身浪漫的开始。

——王尔德

我们常常是先从他人身上，认识我们自己，确认我们自己的价值。然而，在长大的过程中，我们逐渐了解，有许许多多的他人，带着各自的目的与理解来评价我们。

于是，**定义自己的能力，我们慢慢有知有觉地收回来。因为没有谁，比我们更了解自己，并且对自己带着无条件的善意。**

只不过，有些人做不到爱自己。甚至在传统上，对自己的善意，也可能被人抹黑成自私。渐渐地，爱自己，更像是一种罪恶。

> 过自己想要的生活不是自私，要求别人按自己的意愿生活才是。
>
> ——王尔德

任意要求别人的人，常自称无私。反而想安安静静过日子的人，会被说成自私。虽然荒谬，这样的剧本依然正在上演中……

> 你的错误不是你对生活所知甚少，而是你知道得太多了。你已把童年时期的曙光中，所拥有的那种精美的花朵、纯洁的光、天真的希望的快乐，远远地抛在后面了。你已迅捷地奔跑着经过了浪漫进入了现实。你开始着迷于阴沟及里面生长的东西。
>
> ——王尔德

于是，心志不坚的人开始沉沦。这样的人，失去了爱自己的能力，也越来越不知道怎么爱人。

美好与浪漫远去，抱怨成为生活的主轴，依然渴望自己的价值由他人来定义。想去地狱不用等离开人世，如此空虚的生活便是。

幸福的婚姻几乎都跟放下身段的爸爸有关系

研究发现，爸爸对家庭的参与度
一直是家庭是否幸福的重要指标。

谈妈妈角色的文章，很荣幸地得到一些爸爸的反馈。不过，这些反馈不是太正面。

"要做就不要抱怨！"

这是最常见到的反馈重点，也很可能是我的误解。有些也讲得很直白，"谁叫你当初瞎了眼选择了你的另一半，还能怪谁？"或者语气温和一点的，也有"选你所爱，爱你所选！"

这些都是经典，这些年我也听过好多遍了，我看了心里一阵偷笑。这些反馈，都有一个更重要的含义，就是"不要抱怨！"或者说"我不想听抱怨！"而这些男性经典的回应，常常正是妈妈们抱怨的重点。两性之间的争战不休，在我工作了的这么多年里，本质上还是没变。

我自己曾经谈过抱怨这件事，抱怨太多，确实耗时间伤心情。很多人也只是抱怨，然后多年重复抱怨，一点也不想改变。可是有些人抱怨完了，继续热情地投入生活，抱怨也只是一种短暂宣泄情绪的过场，终点在美好的远方。

抱怨，可能是唠叨，或者跟指责很接近，或者根本就是指责。有些抱怨还会加上具体的行动，这让人很有压力。所以抱怨指涉的范围很广，它也许是表达一种想沟通的意图，被不想沟通的另一方归类为抱怨。

这也牵涉抱怨的容忍度，别以为妈妈就很喜欢听抱怨，或者跟人抱怨，那要看要花多少时间。抱怨能让人与人之间联接，会有同病相怜的温暖，但是大家都还有一堆家务要做，谁有时间一直听抱怨？

有些妈妈还会抱怨某一种妈妈，就是这种妈妈只想自己抱怨，但是轮到她听别人抱怨时，两三句便想把人打发走，让人很错愕。简单来说，自己想讲，想尽情抒发心情，但是不想听，不想当垃圾桶。

两性之间的差异是，爸爸不想听太多，但妈妈常常讲不够。所以妈妈想讲但被打断的时候，心中就有一团怒火。

可是，男性不是没有成长空间，女性也不都是受害者的角色。其实如果细看底下的留言，会发现不少妈妈，懂得借这个机会，感谢爸爸对家庭的付出。然后有些爸爸，也会有正面的回应，甚至标注妈妈来看。

有一篇我讲到妈妈们失去自我，可能连独处都有困难。这时有位爸爸跳出来，请妈妈来看，然后有了这一段互动。

"这番话说得你应该很有同感吧！"

"非常认同！所以……今年的生日礼物是要送我去日本吗？"

"留下来，或是我跟你走……"

（我小小地改编过！）

齁……这根本是撩妹，喔不，是撩"妈"金句。爸爸能有这种幽默感，这种家庭要不幸福也很困难。

（研究发现，爸爸对家庭的参与度一直是家庭是否幸福的重要指标。）

男性如果愿意放下传统"男性的尊严"，不把妻儿视为次一等的存在，那么，平等善待，相互尊重，在现代社会比较有未来。

白痴生活法救了她一命

重新检视"想要"，
只留"必要"。

> 如果生活中九成的时间都在抱怨、觉得痛苦不
> 幸，就别期望能在剩下的一成时间里感受到热情。
>
> ——奥普拉·温弗瑞

她以前就是生活得很"用力"，个性又敏感，上一件事累积的负面情绪还没消化掉，就赶忙投入下一件事。认真是好事，但如果投入的精力不加节制，最后就生病了，只在负面情绪里面打转，像走不出大脑迷宫那般无奈。

状态不好，要维持生产力就有困难。社会是现实的，别人给了脸色，她也自责，主动卷铺盖走人，虽然非常不情愿。

接下来的日子，根据她的说法是，过了好长一段怨天尤人的生活，有一搭没一搭地工作，病情起起伏伏。这种状态，能维系多好质量的友谊呢？曾经要好一点的朋友，都慢慢疏远了！

还不用说别人厌恶她，她自己也厌恶自己。所以不管是谁说了什么负面的话，她都直接往心里送。现在回想起来，她还活在这个世界上，连她自己都不太相信。

后来的转折点在哪里呢？

不是什么奇迹发生，没有什么贵人相助。硬要说有贵人，那就是她自己，因为这种生活她真的过得累极了，她似乎只有两种选择：停止抱怨，接纳自己烂糟糟的现状，或者，直接在这个世界消失……

她最后的选择就是，用颓废的样子活着，不管过去帮自己规划了什么样远大的蓝图，不理会身边的人各种看似正向、实际上带着期待压力，甚至隐含着否定她现状的鼓励。就是以活下来为目标，行为的标准全部调降到接近现实层面，生活、人际等全都简化，一切从简。

重新检视"想要"，只留"必要"。

多出来的时间，就发呆。觉得闷了，就出去晒太阳、走走路，累了就睡觉。

她是奉行"不要想太多"的生活哲学，不是真的有办法什么都不去想，念头就是会从脑海中冒出来，那也不是她控制得了的。她不去压制它们、不去批评它们，尽可能不去跟它们对话，只选择少数的想法，像是"要如何活下去？""一天至少要准时吃饭、睡觉！"照着这种很基本、不需要太多思辨的想法去执行。

过去种种，都尽可能不管了，只有当下，过好当下。

她把自己形容成行尸走肉，脑袋空空。这还真难，因为她走出来之后，就很难像当初那样做得那么彻底了。

似乎很神奇，但其实也经历了几个月，她的精神活力回来了。之前持续了一两年的状态，在她使用"白痴生活法"（这是她的说法）之后，就改善了。

当然，尽管她的精神活力恢复了，还是感觉到有一点点后遗症，不敢像以前那样逞强了，也不再把自己往死里逼了。这可以说是从鬼门关前走一遭。她打算好好研究，有了这一次体验，将来如何活得像前一段时间那样简单自在（因为精神活力好了，就一直有股冲动想要往前冲）。

想活着其实很简单，是我们把生活弄复杂了。结果贪心地越弄越复杂，活着反而变得困难。

P.S.

后来她修正了她的说法，"白痴生活法"其实很接近一种叫作"懒散日"的安排，就是一整天好好休息，不让大脑劳累。哇，误打误撞，竟然真的有这种疗愈方法。

我爱你
不光因为你的样子
还因为
和你在一起时
我的样子

我爱你
不光因为你为我而做的事
还因为
为了你
我能做成的事

我爱你
因为你能唤出
我最真的那部分

我爱你
因为你穿越我心灵的旷野

如同阳光穿透水晶般容易

我的傻气

我的弱点

在你的目光里几乎不存在

而我心里最幽暗的地方

却都被你的光芒照得通亮

　　　　　　——罗伊·克里夫特《爱》

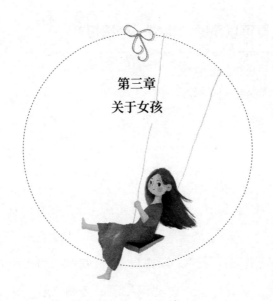

第三章
关于女孩

　　关系就是一面镜子，透过这面镜子我会看到自己的真相，但是大部分的人并不喜欢自己的真相，于是便开始修正这面镜子所映照出来的状态。

　　努力成为什么东西，只会制造问题——不论自觉或不自觉。

—— 克里希那穆提

还有父母可以照顾，真是一种福报？

有人是披着正能量的皮，
在执行负能量的动作。

　　她妈不是坏人，就是爱唠叨，让她很痛苦，觉得很烦、很浪费生命。直白沟通，妈妈又不高兴；委婉暗示，妈妈也听不懂。

　　真的要说有多严重，也没什么，只是妈妈一唠叨起来，可以两三个小时都不停下来。隔天再来一次，归零，好像从来没说过一样，无限循环。

　　她不知道，这原来是一种失智的前兆，因为妈妈从小到大都这样，以前还讲到电话费爆涨。在她的印象中，爸妈在她面前为此吵了几次。

　　所以，当她知道妈妈轻微失智之后很自责，主动搬回家，工作也做了调整。只是,她回家不到一个月,领略到妈妈的威力又比以前更强了,她非常后悔。

她妈不断跟她说,她要照顾妈妈,才是孝顺。她妈是宁死也不愿去养老院,不想在陌生的地方,让陌生人"监督"。

她忍,要自己撑下去,这是她每天告诉自己的话。可是,她能够预见的是,将来她的负担会越来越重,这辈子都不用有自己的个人生活了吗?工作还能维持吗?爸妈这辈子没留多少钱下来,只剩一间房子,是可以贷款没错,但是可以撑多久呢?

真是让人发愁,实在看不到前景,有时候又有罪恶感。安养中心、找看护,随便一种每个月都超过她的薪水,还不包括两个人的生活费、日常开销……

偏偏,之前有一次休假时,某位亲戚过来走动,问她辛不辛苦,需不需要帮忙。

她一下子情绪控制不住,哗啦哗啦把苦水都倒出来。亲戚便开始分享"正能量",说还有父母可以照顾,是一种福报,要知福惜福。还说,本来自己的爸妈就要自己照顾,保持微笑,正向思考,很多问题自然迎刃而解……

她越听心越沉,亲戚根本没有要帮忙的意思,反而表面上是关心,实质上是否定与批评,还唱这些高调,废话一堆。找错人吐苦水,比有苦自己吞,感觉更糟。

结果，她看亲戚跟她妈互动，没讲几句，亲戚就闪人了。因为她妈同一件事问了几次，亲戚可能是不耐烦了，或者觉得讲这些重复的话，实在没意义。

她这才想通，这种人就是先给人假希望，交流一下，等到别人上钩，再用"正能量"甩开人，顺便否定你一下。从头到尾，这种人就是想要用不太费力的方式，得到别人的肯定而已，遇到困难的事，跑得比谁都快。

有人是披着正能量的皮，在执行负能量的动作。这种人遇到了，交流一下就赶快打发，演戏敷衍求解脱。跟这种人互动越久，我们自己的负能量就累积越多。

女儿不见得能接得住妈妈的寂寞，
有时候是自己的想象让自己产生了失落

妈妈感觉不被理解，很渴望有人来理解自己。

这个时候，不断想象有个贴心的女儿，是一种很自然的心理历程。

某次，有位朋友跟我说，因为我不是女生，不会了解母女之间的微妙关系。但是细问下去，她感受到的母女之间的微妙关系是什么，她只能大概说出，母女之间，会特别期待获得对方的认同。

我不是女生，这是事实。因为这位朋友是女性，所以比我更了解母女互动，这大概是她心里的话。然后，我推测，她认为她所谈到的母女互动，就代表很多母女互动的样貌，这一点不容置疑。借着这样的起手式开场，她可能想获得一些安全感，或者权威感，这是人性，知道了，给予尊重就好。

（其实，某些朋友特别无法接受这种互动方式。在聊天时，开头就先贬低一下、否定一下、打压一下对方，以便增加自己的气势。有些年轻人会说到，父母一讲话，常会讲到年轻人的人生经验不够，所以很多事不懂，以此增加自己言论中表面的正确性。）

所谓的"了解"，是有层次的，或者有不同角度。这位朋友谈到的，是"当事人的了解"。因此，我不是女生，我不会是妈妈，也不会是女儿，我没法如当事人般了解。不过，如果这位朋友愿意多花一些时间想，就会容易接受，我或许有"旁观者的了解"。

我的工作，常会跟妈妈或女儿的角色，有比较深入的互动。我还推荐过讨论母女关系的书，至于其他牵涉母女关系但不是专门讨论的书，就不特别推荐了。不过，这些也不是太重要的事，最重要的，还是当事人如何去理解自己的母女关系，这会比较实际。

最近跟其他朋友讨论母女关系，谈到一种状况，作为一个妈妈，尤其是已经生了男孩的妈妈，可能会特别希望生一个女儿，感觉女儿比较贴心。讲好听一点，是能互相分享心情，满足亲密的需求。讲难听一点，是能有一个就近方便的情绪垃圾桶。

有时候做一个妈妈，是很寂寞的。

不是每个妈妈都喜欢，或者都可以找朋友聊天。很多育儿、家务状况，配偶也不理解。尤其是独自带着孩子，常睡眠不足，孩子又不明原因地哭闹时，妈妈很容易有一种被遗弃的感觉。情绪里面包含着无助、气恼，还有自我怀疑，也有可能怀着对孩子的愧疚……

妈妈感觉不被理解，很渴望有人来理解自己。这个时候，不断想象有个贴心的女儿，是一种很自然的心理历程。只不过，我们太常使用刻板印象看待性别，这世界上，也有粗线条的女儿、不耐烦的女儿、不喜欢当女生的女儿、不听话的女儿、忙碌的女儿……若有这样的女儿，妈妈的想象也会落空，很多跟女儿无关的情绪，也会往女儿的身上抛去。

一个人如果要好好活着，"贴心"也是有限的。在这个社会，有一部分的"贴心"要用金钱与时间交换。

一位忙于工作与家庭的女性朋友，常接到来自老妈的抱怨电话。对于女儿常有的婉拒，老妈很生气，理由很简单："因为你是女儿，当然要听妈妈诉苦，要不然还有谁来听？"

父母有时一厢情愿地想象，但如果孩子不愿意被套进父母预设的框架，就变成这是孩子的错。这种互相折磨，要到什么时候啊？

我也遇到过婆婆喜欢诉苦，但自己的儿子、女儿都不想听，好不容易有个媳妇入门，婆婆便燃起了希望。可以想见，这个刚入门的媳妇，处境有多尴尬、多为难，而且其他人都事不关己一样，似乎压力有人扛了，让这位媳妇真的生出很复杂的情绪，并在心里不断发酵。

那种感觉，仿佛自己正缓慢地被吸进黑洞，双手乱抓，只能抓到虚空一样。

所以有些女儿，也因为无法让自己的妈妈开心而苦恼，很在意无法成为妈妈心目中那种贴心的模样。算了吧！想象了一个很理想化的目标，还要别人去达成，这似乎是一条通往地狱的路。

不如把眼光放在自己身上，彼此过好自己的生活，在自己身上找天堂。如果可以，我们给对方一双翅膀，让对方告诉我们，他所看到的美好风景，而不是折断对方的翅膀，让对方留在我们身旁。

自苦比狠是要给谁看

> 用言语装清高很容易，
> 实际相处才会知道。

她的困扰是，妈妈的言语很负面、很极端，从小就是这样，听得人很烦。所以，有了自己的家庭之后，为了保护先生、小孩，她反而跟妈妈保持更远的距离。

她妈妈自然是更不爽，讲起话来就更酸，酸到她根本不想回娘家。有时候她好几个月没回家，电话也没打，但难免心里有负罪感。

她妈妈的问题就是说话让人受不了，像是"我是个失败的妈妈""你们都看不起我""是不是一定要出人命才会有人在意""反正你们谁的话都听就是不听妈妈的话"等，虽然没有使用脏话，也不会侮辱人，偶尔会吼叫，音量不会特别大，但其实没什么大事，却硬要用这种夸张的方式表达，让人压力有点大。

好像只要狠下心来自我受苦，就会成功一样！根本不是啊，反而是她妈妈越是这样讲，人生就越过越失败啊！

她妈妈也只是嘴巴讲讲，实际上不会逼迫孩子。孩子不听，就自己一个人在那边唠叨，不太打孩子，她"念经"要念到大家都听得到，令人很烦躁。

说实在话，她从小就不吃妈妈那套。而且说白了，她妈妈说对了一件事：她妈妈越是讲这些话，身边的人就越是看不起她妈妈，连她女儿也不例外。她在成长过程中都是靠自己，不跟妈妈商量，反正跟妈妈讲越多，心情越不好，算了！

亲戚长辈当然是道德劝说很多，什么做人子女要懂得体谅、想想妈妈也有优点、要知道妈妈把儿女养大也不容易……这些她都明白，可是一天就好，让她妈妈发挥五成功力就好，让她妈妈跟这些亲戚长辈念一天经，看谁还受得了？

用言语装清高很容易，实际相处才会知道。

让她困扰的另一件事，是她发现自己真的受到影响了，以前觉得自己绝对不会像妈妈这样。她妈妈是真的觉得人生很失败，可是她在理智上知道自己也就普普通通，不算成功也不能算失败，现在却在心里底层觉得自己也像妈妈一样。

她很不能接受，特别是她开始觉察之后，那些本来属于妈妈的话，在心里便异常清晰起来。

其实，这并不奇怪，孩子像海绵，小时候是没能力判断对错的，只能吸收身边的声音长大。借着关系中的互动，慢慢形成自己的人生核心信念，而她妈妈传递的信念，是"我不会成功""我不被尊重""我没有价值""没人看得起我"……

逻辑上也说得通啊，妈妈这么负面，能给孩子什么正面的能量？孩子们长大的环境，就是这么乌烟瘴气。

这些核心信念根深蒂固，有些人甚至一辈子也搞不清楚。所以才说觉察重要，不觉察，便听不到这些从小被灌输的微弱的声音。

人遇到有点难度的挑战时，就可能找一些符合核心信念的证据，重新形成念头，"这种状况我没遇过，应该有困难！"原本的核心信念也许是"我不会成功"，而通过不同事件表现出来，形成不同的念头。

然后，如果没有其他念头出现，我们可能会采用心里最大声的念头过生活。人可能就会放弃面对挑战，找各种理由，推给别人去做，或用生气掩饰无力感，等等。

这些负面的核心信念，会削减了自己的能量，等于还没往前走，就先绑住了脚。

她觉察到时，觉得很尴尬，又很愤怒。已经很小心地跟妈妈保持距离了，没想到还是被影响。说白一点，这么多年来，一直觉得自己可以跟妈妈不一样，最后只是表面讲的话不同而已，遇事后内心深处的反应，还是传承自妈妈。

因此，我们才会强调原生家庭的重要，年幼时是建立内在世界的黄金期，人生刚开始时跟谁一起过，谁就会有绝大的影响力。有觉察才有疗愈，要觉察清楚，就够痛苦了。还好她这次没有逃，因为她想把自己现在的妈妈角色扮演好，想搞清楚自己是不是也传递什么信念给自己的孩子了。

如果

我是我，是因为你

而你是你，是因为我

那么，你不是，我也不是

如果

我是我，是因为我

而你是你，是因为你

那么，我是，你也是

——萨提亚

做人家女儿要懂得忍耐？

本来以为，以前吃过这种苦的人，会比较有同理心，不会让其他人再吃这种苦……

最近听到一个经典故事，故事情节很有我们文化的特色。

妈妈的娘家亲戚办婚礼，但妈妈跟娘家的其中一个亲戚刚好有些不愉快，所以不想出席。然后，她妈妈对娘家的说法是，自己生病，怕传染给大家，但会派女儿代表参加婚礼。

问题是，妈妈没有事先跟女儿商量，女儿那天已经有约，而且大老远一趟回乡下，还得一个人面对亲戚长辈的各种"关心"，女儿想到这些就不愿意。

女儿向妈妈表达想法，态度很委婉，但是单刀直入，并表示妈妈这么做，让她很不舒服，没商量又强迫。接下来，妈妈就开始了她惯用的道德劝说……

"做人家女儿要懂得忍耐，以前我也是这样啊，我妈妈叫我……我不愿意，也是要答应……"

女儿完全不吃这一套，也不认同"以前这样，现在就要这样"的道理。妈妈恼羞成怒，语气更重了。

"把女儿养那么大，结果这样回报我，本来以为女儿会比较贴心，结果还不如……"

女儿没有被说服，但故事也还没结束，因为离婚礼那天还有一段时间。女儿心想，这阵子都不会好过了。

"做人家 ×× 要懂得忍耐！"

这里面包含的角色，我听过"媳妇""晚辈""部属"……反正，要忍耐的，主要是权势或辈分比较低的那方。

其实，也没什么道理，或者勉强有一种逻辑，是"我以前这样，所以你现在也要这样"。然后，名正言顺地，要求对方压抑自己的情绪。

如果不顺从，就会有心理上的威胁，或者实质上的损失。例如，被迁怒、被给脸色看、奖金或考核受到影响等。

至于不合理的部分，常自然而然地在谈话中被忽略。剩下来要检讨的，就是权势或辈分比较低的那方，为什么不顺从？为什么不懂人情世故？

本来以为，以前吃过苦的人，比较有同理心，不会让其他人再吃这种苦。事实上，换了位置之后，大部分的状况，常常是复制相同的模式，要接下来的人继续吃苦。

孩子耍赖，我们都知道不能宠。长辈或长官"耍赖"，我们就要顺从。这种文化，不知道会继续到什么时候。

当我真正开始爱自己，

我不再牺牲自己的自由时间。

不再去勾画什么宏伟的明天，

今天我只做有趣和快乐的事，

做自己热爱，让心欢喜的事，

用我的方式，以我的韵律。

今天我明白了，这叫作

"单纯"。

——查理·卓别林

叛逆为什么不早一点来

她还想要两全其美，坚持自己的界线，
但又同时顾及妈妈的心情。

　　她妈还以为真的跟她感情很好，女儿只是一时之间不知道为什么叛逆了。唉，她只是遗憾，为什么叛逆没有来得早一点？

　　最近，母女之间吵架的导火线是，她要减肥，妈妈硬要她吃下已经准备好的饭。她事先说过了，但她妈"忘记"了，煮了她的饭，要她别浪费，还一直说减什么肥，这样哪有力气上班……

　　她妥协过，也怕浪费，还是把饭吃了，然后再次叮咛妈妈，她不要吃"米饭"，只要吃菜。她妈一边唠叨说，这样米饭太少，不好煮，一边又很不耐烦地答应她。但是，后来她妈又煮了，她妈又忘了，她妈觉得其实吃一点点饭没关系……反正她妈就是有理由，重复了好几次，就是要她吃饭。

她觉得她妈是故意的，是想在这个过程中，获得一些掌控感、权力感。更深一层的，可能是想借着这个机会，知道女儿还是听话的，妈妈想要感觉自己没有因为女儿经济独立了、出去见世面了而失去女儿，现在还可以用这种方式跟女儿保持连接。

这其实是她妈的一种测试。

她妈唠叨她不知感恩，但她真的很想跟她妈说，那干脆从今以后在外面吃，请不要煮她的那份饭，感谢妈妈这么多年来照顾她，从此不用再那么辛苦。可是，她目前还不敢，她知道这些话对她妈的冲击太大，她还想要两全其美，坚持自己的界线，但又同时顾及妈妈的心情。

说白一点，她已经有能力搬出去生活了，不是她要靠妈妈养，而是妈妈要靠她，将来还需要她照顾。再难听一点，她妈妈担心自己是个没有用的老人，而她之所以现在还继续容忍妈妈在生活上的各种"介入"，就是希望她妈不要这么想，希望她妈觉得自己还有一些价值，能开心一点。

所以她是叛逆，但是又不敢铁了心地叛逆。就是那两全其美的顾虑啊，绑住了她的手跟脚。

　　她想到小时候很经典的一幕，是她妈跟亲戚说，不管怎么打她、骂她，她还是很贴心，还会主动跟妈妈道歉，说知道错了，会改进。旁边的亲戚，还会异口同声地说她怎么这么乖、这么听话，有这种女儿，真的是所有妈妈的梦想……

　　她现在想起来，真的恶心死了。她完全能明白，当初为什么她会这么做——因为她要活下来啊，她只是个小孩，能有什么选择？她哪知道还有其他选择？而且大家都说她这样很好啊，她也只能相信，不是吗？

　　所以她也忍不住讨厌自己，如果自己以前不那么讨好，让她妈习惯从她身上获得情感的满足，会不会妈妈现在就不会把那么多注意力放在她身上，变成她是妈妈生活的重心、精神的依靠？

　　会不会这一切是她自己造成的？她的罪恶感因此也很重。

　　她妈完全误会了，她对她妈的情感是惧怕居多。现在长大了是没那么怕了，但压力还是很大。

　　不是爱不爱的问题，是惧怕与压力，盖过了喜欢的感觉。"爱"这个字，好像是她要勉强自己相信的，她感受不到爱的感觉，她比较能确定的是她有责任照顾她妈，但又因此有罪恶感，"怎么会有女儿不爱妈妈？"这种自我质疑让她也觉得很困扰。所以，她一直要自己相信，她是爱妈妈的。

而且，在别人面前演久了，好像不继续演母女情深就不对了一样。她现在才要跟她妈保持距离，她可以想象，大家一定一致说她不对，更何况她妈最会营造团体压力了。

觉醒是痛苦的，而且很多人撑不住，又会回到原来不喜欢但又熟悉的生活。觉醒之后，常有反反复复的测试，所以不是痛苦一次就好，而是来来回回的。不过，每克服一次痛苦，就会多一分勇气，因此也不是白白受苦。**知道自己为了什么而受苦，为了过上什么样的生活而受苦，某种信念或意义就会越来越清楚，这本身就是礼物。**

她的这个阶段，不少人走过。虽然难捱，但不是不能捱。

有人放弃了，干脆麻痹痛苦，要自己别想那么多，否定自己的想法。表面上暂时的痛苦好像少了，但心里很沉重，因为压抑与否定自己，要耗费许多能量。麻痹自己，也常有副作用，让自己的活力也跟着削减了。

反过来说，她的决定真的碍着了妈妈吗？其实未必。那么，她的生活，她自己掌控；她妈的生活，也靠她妈自己安排，这不是双方都轻松自在吗？

只是这种双方都能解脱自在的终点，还很远，但能走到一半，也很值得了。用另外一种想法来说，她能走出来，她妈才会开始有属于自己的生活，知道为自己生活的美好，这种互利共好的事，如果早一点发生，那不是更好？

所以她才遗憾，自己的叛逆，为什么不早一点来？

我们无须害怕自己和其他人的分歧、

矛盾和问题，

因为即使星星有时也会碰在一起，

形成新的世界，

今天我明白，这就是

"生命"！

——查理·卓别林

为自己活，不必多说

> 反正，就是有人要用恶言恶行，
> 彰显自己的重要性。

处在权力失衡的关系里，弱势方常常是怎么做都不对！

当我们不被善待的时候，选择隐忍，会被瞧不起。当我们选择做自己，又会被打击。

既然怎么做都不会有好结果，那不如勇敢做自己！

反正，就是有人要用恶言恶行，彰显自己的重要性。什么事都比不上他的心情来得重要，耍得我们一会儿东一会儿西，这样他就有了暂时的开心，去纾解平常的空虚。

看清楚了，为自己活，很多事不必多说，多说无用！

不孝顺你，并不代表不爱你

我们可以不孝顺，
但又爱一个人吗？

她自认不是孝顺的孩子，尤其对她妈，妈妈的掌控欲特强，但能力又有限，理家理得一团乱。她不听话，她妈就闹脾气，像小孩耍赖，不过，她已经到了可以对此不理会的年纪。

只是，她妈常把"孝顺"跟"爱"画上等号，她反复跟她妈说明，讲得直直白白，如果都顺着她妈，那就是为了她妈个人的面子，其他人都受罪，这怎么会是一种爱？

（她妈喜欢道听途说乱投资，以前就赔了，欠了一屁股债，现在还要亲友、子女借钱给她，都顺着她，那大家岂不是都不用活了吗？）

她爱她妈，这是她自己摸索多年后，得出来的结论。爱，不见得等于喜欢，但是她同情她妈，她妈的自尊心极其脆弱，把自己搞得愁云惨雾，实在可怜，在这样的状态下，还是把她养大了，很不容易了。

她希望跟她妈有永续的关系，如果都听她妈的，短时间内她妈会开心，长期来说，关系可能会崩解。爱一个人，自然是为了关系长久打算！

但是她妈，就认为不听话就是不爱。唉，秀才遇到兵，她妈就是这副模样，多年如一日。

还好她自己爬起来了，以前会受伤，现在已经皮糙肉厚，可以对她妈冷眼旁观。只不过，好像不是只有她妈，有些传统长辈好像也是这种想法。

我们可以不孝顺，但又爱一个人吗？

有这种人在就不需要有上帝了

没有成长的人，自己看不惯，就说别人不对，
自己不喜欢，就说别人不好。

今年过年她的感想是，以后绝对不要成为她妈那样的人。

这一切要从隔壁阿姨来家里聊天说起。隔壁阿姨一来，她妈就大惊小怪，跟隔壁阿姨说，隔壁阿姨家的媳妇，让孩子穿太少，这样不行！

她自己也看到过，但也不是太夸张。日夜温差是比较大，中午有时候感觉快三十度，差不多接近夏天，穿短袖短裤其实刚刚好，可是早上、傍晚就比较冷，她也不是不能理解她妈的说法。

她妈继续抛出担心，还要隔壁阿姨管一管，说做婆婆的人，要懂得教媳妇，有一些道理年轻人不懂，不要让人家说，

媳妇都没在教……

她心想，那个"人家"不就是她妈自己吗？这是什么年代的想法，自己都不一定管得好，还要管到别人家的媳妇。年轻人都不懂，就老人家最懂？现在想知道什么，就可以上网查，不要说别人，就说她妈，之前还差点被诈骗集团骗咧！

倒是隔壁阿姨明理，说媳妇有媳妇的想法，要尊重年轻人；孩子是她的，她会好好安排，孩子也健康，这样就好了。

哇，隔壁阿姨这样想，真的有智慧，这种人她欣赏。这证明不是老人家都一个样，有些老人家也很开明啊，不像她妈……

她妈又开始歇斯底里了，不行啦，就是要教媳妇啊，要不然以后年轻人不知道要尊敬长辈。然后她妈又开始问人家媳妇的隐私，连人家媳妇的家世她妈都要知道。哇，她实在觉得很丢脸，她妈就是传说中的三姑六婆啊……

阿姨回去了，她开始跟她妈说，不怕冷这件事，是训练出来的，像是外国人就不一定要穿那么多。她说自己有一阵子学游泳，就真的不那么怕冷。她还要拿手机查给她妈看，她妈就以那几十年如一日的回应，就把她打发了。

"哎呦，不跟你说了，你不懂啦……"

哈哈，她内心苦笑，听了这句话，她就闭嘴了。全身无力软趴趴，倒不是生气，而是无奈。小时候没什么人生经验，她妈讲这句话还有些道理，现在她都出社会了，她妈还是这句话，这么多年都没变。一个人没成长，有时候想想也是可怜，她也就不再说什么了，当成日行一善。

有这种人在就不需要有上帝了，她妈就是世界之王，天上地下唯她独尊！

没有成长的人，自己看不惯，就说别人不对，自己不喜欢，就说别人不好。只想要别人按照自己的想法活，不愿意去理解，更没有学习，等于慢慢把自己跟别人隔离。

人家说，见不贤而内自省，只是刚好这个"不贤"，就是她妈，需要多一点心理调适。不过，她妈也不是坏人，就是长舌妇的个性，其他事情也都还过得去。

家人嘛，过得去就好，理解就好。想着改变人，就是自己痛苦而已。

重复与习惯，助长了心灵的怠惰。心灵需要冲击才能清醒过来，我们把这种冲击称为"问题"。我们解决问题的依据是那些陈腐的说明、辩解、谴责，这一切又使心灵昏沉如入睡。心灵时时落入这种怠惰的形式中，正确的教育者不仅要使自己的内心终止此种怠惰，而且要帮助学生对它加以观察。

——克里希那穆提

回去照顾被你忽视的内在小孩，
别在他害怕时都不饶过他

我常喜欢回到那安详宁静的家，
是我长久维护的内在世界，
那是我学习爱与被爱的地方。

　　回去，回去照顾你自己。你的身体需要你，你的感觉需要你，你的认知需要你。你心中那个受伤的小孩需要你。你的苦，你的痛，都需要你。你最深的愿望，需要你去承认它。回家吧，为了所有这些。

——一行禅师

　　我很少能具体清楚地谈"爱自己"，真的要说，像是基本的照顾身体健康、接纳情绪、觉察与建立合适的认知……这些似乎又很容易让读者看过水无痕，太稀松平常了。

　　一方面是，有些大师认为，境界比较高的爱很难用文字描写，有"道可道非常道"的意思。另一方面是，我的功力太浅，只在边上，偶尔看到核心冒出的光，但又怀疑是自己眼睛有散光。

除了在生活中实践价值观之外，我一有空档就静心，长久练习之后，能看到更细腻深刻的自己。我也常能感觉自己还有不少部分，觉知得不够清楚。偶尔也会陷入，但也能比较快地抽离。

进入自己的内在，那是很多感觉交杂的处境。有时候很迷惘，有时候很敏感，有时候会有久违的熟悉影像闯进来，有时候某些遗憾让我无法释怀……

不过，常有踏实感、轻松感。即使一个人，也很少感觉寂寞。**那真像是回家的感觉，一种永恒的归属，有一个不撤退的啦啦队在支撑自己。**

别以为我描述成这样，就好像我的境界很高。我很清楚地知道，在某些人面前，我这是不切实际、吃饱太闲、不思进取，尽做一些没用的事情，像在发神经。在这些人眼里，我说不定就是天天讲空话，哪有什么境界？

所以我也自我怀疑，如果把我的内在接上扩音器，那会是众声喧哗、吵吵嚷嚷。这一段如果过了，或许是沉淀了什么，或者只是单纯地不再有力气发出声响，就会有我所熟悉的平静现身。

　　然后，**会有一瞬间，眼里所见，耳里所听，皆带着美感**。对我来说，尤其是视觉，色彩变得更丰富，对光影变化更敏锐。目前在我身上，这种绚烂神妙的状态只能维持短暂的时间。

　　各位朋友，您平常会注意到，自己需要自己的陪伴，需要独处疗伤、化解郁闷的状况吗？

　　用最简单的说法，让自己静一静，常是我找回自己使用的方式。

　　我们感觉被自己需要，所以我们很重要。那么，带着这种自重，我们不至于轻易厌弃自己。即使害怕，我们也懂得照顾自己，而不是因害怕而羞愧，又因羞愧而对害怕产生敌意，掀起自己对自己绵绵不休的争战。

　　我常喜欢回到那安详宁静的家，是我长久维护的内在世界，那是我学习爱与被爱的地方。

　　如果逃避自己，就回不了家了。

有问题，其实没问题

> 我接受不够完美的我自己。
> 我不必事事要求完美。

跟父母相聚，是启动进入自我检视、自我接纳的好时机。尤其是过年期间，很多情绪会涌上意识层面。

这时，对情绪友善一点，有特别的好处。内心出现种种问题，但其实没问题，只要去观看它、理解它即可。

我很喜欢下面这一段摘录，出自《NAMASTE 生命喜悦的祈祷》，作者是沈妙瑜。祝福各位朋友，在纠结疲惫中，不忘体验爱的存在。

我接受我还有情绪

我接受我还有愤怒

我接受我还有怨尤

我接受我还无法做到无条件接纳一个人、爱一
个人

我接受我还无法原谅某一个人

但是我正在努力学习爱

爱已经起步了

我努力在工作上做到最好，但我不要求十全十美

我接受不够完美的我自己

我不必事事要求完美

我不需要做出让别人喜欢的样子

我不再把能量浪费在"别人会怎么看我"

我做我自己、我接受我自己、我接受我真实的
样子

我接受我的每一个感觉，不管是好是坏

我开始学着爱我自己

从内在世界的探索和发现，跟层层的深化——不是提升，事实上就是放下，要放下一切错误的认同，错误的攀缘活动，把这些东西放下之后，我们可以回归到每个人的本来面目，这时候我们的价值才会提升到最高，每个人的圆满性才会充分地活出来。

——克里希那穆提

图书在版编目（CIP）数据

你是好妈妈，更是你自己：放下对完美妈妈的执着，找回你的生命弹性 / 洪仲清著. -- 北京：华夏出版社有限公司，2020.8

ISBN 978-7-5080-9940-8

Ⅰ.①你… Ⅱ.①洪… Ⅲ.①心理调节—通俗读物 Ⅳ.①R395.6-49

中国版本图书馆CIP数据核字（2020）第085841号

中文簡體版通過成都天鳶文化傳播有限公司代理，經城邦文化事業股份有限公司麥田出版事業部授予大陸獨家出版發行，非經書面同意，不得以任何形式，任意重制轉載。本著作限於中國大陸地區發行。

北京市版权局著作权登记号：图字 01-2019-6704 号

你是好妈妈，更是你自己
——放下对完美妈妈的执着，找回你的生命弹性

著　　者	洪仲清	
责任编辑	陈　迪　赵　楠	

出版发行	华夏出版社有限公司
经　　销	新华书店
印　　刷	三河市少明印务有限公司
装　　订	三河市少明印务有限公司
版　　次	2020年8月北京第1版　2020年8月北京第1次印刷
开　　本	880×1230　1/32开
印　　张	6.5
字　　数	118千字
定　　价	49.00元

华夏出版社有限公司　网址:www.hxph.com.cn 地址：北京市东直门外香河园北里4号 邮编：100028
若发现本版图书有印装质量问题，请与我社营销中心联系调换。电话：（010）64663331（转）